건강 수명 연장의 비밀
씹는 힘

TABERUCHIKARA WO KITAETE PINPINGENKI by Ichiro Saito

Copyright © 2010 Ichiro Saito

Illustrations © 2010 Mibo Yoshida

All rights reserved.

Original Japanese edition published in 2010 by TOYO KEIZAI INC.,Tokyo.

Korean translation rights arranged with TOYO KEIZAI INC.,Tokyo

through Eric Yang Agency, Inc. Seoul.

Korean translation rights © 2011 by SAMHO MEDIA

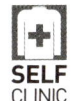

건강 수명 연장의 비밀

씹는 힘

사이토 이치로 지음 | 황미숙 옮김

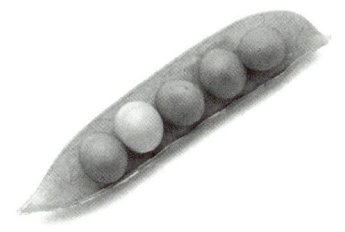

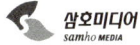

시작하며

'건강 수명'이라는 개념이 있다. 이는 다른 이로부터의 간호를 필요로 하지 않고 자립적으로 일상적인 생활을 할 수 있는 기간을 말한다. 누구의 도움도 빌리지 않고 가고 싶은 곳에 가고, 먹고 싶은 것과 좋아하는 것을 자유롭게 먹고, 병으로 고통 받지 않으면서 매일 웃으며 살 수 있는 기간이 길수록 건강 수명은 길어진다.

세계보건기구 WHO의 발표에 따르면 일본인의 평균 수명은 남성이 79세, 여성이 86세이다. 그리고 평균 건강 수명은 남성 72세, 여성 78세이다. 둘 다 세계 최고 수준이지만 둘 사이에는 7~8년의 차이가 있다. 달리 말하면 7~8년 정도는 거동을 못하는 상태이거나 간호 혹은 요양을 필요로 할 가능성이 있다는 이야기다.

오늘날 중요한 것은 단순히 얼마나 오래 사느냐가 아니라, 얼마나 건강하게 오래 사느냐다. 100세까지 살아도 80세부터 몸을 움직이지 못한다면 건강 수명은 80세이다. 그리고 죽음을 맞이하기까지 20년 동안 자기 자신은 물론 가족을 포함한 주위 사람들이 짊어져야 하는 정신적 부담, 경제적인 부담은 상당하다.

거동이 힘들 만큼 건강을 악화시키는 원인 질환으로는 뇌경색과 심근경색 등이 있는데, 이들 질환의 대부분은 당뇨병이나 고혈압, 고지혈증 등의 생활습관병에 기인하여 생기는 경우가 많다. 생활습관이란 운동이나 흡연, 식생활 등을 의미하는데 여기서 특히 중요시해야 하는 것이 식생활이다. 우리의 몸을 만드는 것은 음식이므로 건강 수명을 늘리고 줄이는 것은 분명 식생활에 달려 있다고 말할 수 있다.

이 책의 주제는 '먹는 힘, 씹는 힘을 단련하여 건강 수명을 늘리자'이다. 먹는 힘, 씹는 힘을 단련한다는 것은, 인간의 근본적인 욕구인 '먹는' 행위를 좀 더 의식하여 '무엇을 얼마나 먹을 것인가', '어떻게 먹을 것인가'에 주의를 기울이자는 것이다.

냉동 기술과 운송 기술이 발달한 덕분에 오늘날에는 전 세계의 식재료를 언제든지 구할 수 있다. 이처럼 '무엇을 얼마나 먹을 것인가'의 선택지는 무한대로 존재한다. 그렇기에 더더욱 '무엇을 얼마나 먹을 것인가'를 의식적으로 생각해야 한다. 그저 아무 생각 없이 좋아하는 것만 먹고 싶은 대로 먹다가는 건강 수명이 줄어들 것임이 **불을**

보듯 뻔하다.

　먹는 행위의 주역인 구강의 건강에 주의를 기울이자. 입이 건강하지 못하면 먹는 힘도 약해진다. 치아가 없으면 씹는 맛이 있는 음식을 먹지 못하고, 가령 의치를 끼운다고 해도 씹는 힘이 약해질 수밖에 없다. 씹지 못하면 치매에 걸릴 확률이 높아지고 노화가 쉽게 진행되며, 질병에도 잘 걸린다는 것이 밝혀졌다. 씹는 행위는 단순히 먹기 위한 것만이 아니라 뇌와 몸의 젊음을 유지하게 하는 중요한 행위이다.

　구강 건강을 손상시키는 병의 하나로 치주병periodontal disease, 치주질환이 있다. 고령자의 치아가 빠지는 가장 큰 원인으로 손꼽히는 치주병은, 단지 치아가 빠지는 것뿐만 아니라 그대로 방치하면 동맥경화나 심근경색, 당뇨병 등 여러 질환의 원흉이 되는 것으로 확인되었다. "고작해야 치아질환을 가지고 뭘 그러냐, 구강 건강이 그렇게 중요하냐"고 치부해 버리면 돌이킬 수 없는 사태가 벌어진다.

사람에게 입은, 먹고 마시고 이야기하고 맛보는 등 '삶의 재미'와 깊이 연관되는 기관이다. 그 때문에 입의 기능이 떨어지면 먹는 힘이 약해질 뿐만 아니라, 몸과 마음의 건강이 나빠지고 쉽사리 늙는다.

먹는 힘을 단련하여 건강 수명을 보다 길게 실현하는 생활방식은 그리 어렵지 않게 실천할 수 있다. 이를 위해서는 먼저 약간의 결심이 필요하며, 중도에 포기하지 않고 꾸준히 지속하기 위한 노력이 필요하다.

이 책을 읽고 직접 할 수 있는 것들은 열의를 가지고 반드시 시도해 보자. 그것이 기운이 펄펄 나는 활기찬 생활로 이어진다면 필자로서는 더없이 기쁜 일이 될 것이다.

사이토 이치로

목차

시작하며 004

제 1 장 '씹는 힘'으로 뇌와 몸의 젊음을 되찾자 012

기운 펄펄 활기의 비밀은 '잘 씹어 먹는 것'에 있다 015
씹는 힘은 살아가는 힘을 만들어 낸다 018
씹지 못하면 뇌는 노화한다 020
타액은 뇌와 몸에 윤기를 주는 비결 022
씹는 힘은 행동하는 힘 024
고령자의 폐렴은 먹는 힘의 약화가 원인 026
씹지 못하면 온몸의 균형이 깨진다 028
씹는 힘이 약해지면 '노안'이 되기 쉽다 030
개호 현장에서 일어나는 씹기에 관한 '오해' 032
날씬해지고 싶다면 잘 씹어라 035
잘 씹기 위해서는 식생활의 지혜가 필요하다 038
껌을 씹어 비만과 스트레스를 날려 버리자 042
씹는 힘을 단련하여 아름다운 자세를 유지하자 045
이것만은 기억하자 047

제 2 장 스스로 치아를 지켜내자 … 048

뇌와 몸의 노화를 막으려면 치아를 하나라도 많이 남겨라 … 051
남은 치아가 많을수록 의료비가 적게 든다 … 054
치아가 빠지는 위험은 줄일 수 있다 … 056
입 냄새가 난다면 치주병을 의심하라 … 058
충치가 아니라도 일단 치과에 가라 … 060
치아 클리닝이 병을 물리친다 … 063
치주병을 악화시키는 담배, 술, 음식 … 065
일본은 '구강 케어 후진국' … 068
하루 한 번이라도 좋으니 5분 이상의 양치질을! … 070
규칙을 정해 하나씩 닦자 … 073
칫솔만으로는 프라그를 완전히 제거할 수 없다 … 075
중장년이야말로 전동칫솔을 쓰자 … 077
치주병이 초래하는 무서운 질환 … 079
이것만은 기억하자 … 083

제 3 장 '침의 힘'으로 젊음을 되찾자 … 084

활력을 낳고 질병을 물리치는 '젊음의 묘약' … 087
타액은 젊음의 척도 … 090
알려지지 않은 타액의 능력 … 092

하루의 타액량은 1.5ℓ　　　　　　　　　　　098
침의 힘이 저하되면 입 냄새가 찾아온다　　　100
씹어도 씹어도 타액이 안 나온다!　　　　　102
현대병 구강건조증의 실태　　　　　　　　　104
건조해지는 몸　　　　　　　　　　　　　　107
질환이 불러오는 구강건조증　　　　　　　　109
단지 노화만으로 구강건조증이 생기는 경우는 드물다　112
약의 과잉 복용이 구강건조증을 급증시켰다　　114
쇼그렌 증후군이 초래하는 구강건조증　　　　117
스트레스나 근력 저하도 구강건조증을 초래한다　119
'침의 힘'을 끌어올리는 일상생활의 지혜　　　121
이것만은 기억하자　　　　　　　　　　　　125

제4장 '먹는 힘'으로 젊음을 되찾자　　　126

최신 의학이 밝혀낸 건강하게 장수하는 식생활　129
자기도 모르게 과식하고 있지는 않은가?　　　132
칼로리를 제한하면 수명이 늘어난다　　　　　134
킨씨와 긴씨의 미소의 비결　　　　　　　　　136
하루에 필요한 섭취 칼로리를 알자　　　　　　138
활력 있는 사람일수록 칼로리 제한을 하자　　　141
무리하지 않고 칼로리스를 실천하는 방법　　　144

하루 6,000보 걷기 151
근력 트레이닝을 적절히 실시하자 153
칼로리스를 오래 지속하기 위하여 161
이것만은 기억하자 163

제 5 장 '배출하는 힘'을 단련해서 젊음을 되찾자 164

불필요한 것은 피하고 내보내, 건강도를 향상시키자 167
심신을 해치는 중금속 오염 170
중금속 오염은 입 안에서도 일어나고 있다 173
'배출하는 힘'을 단련하는 생활의 지혜 176
옛 선인들의 장수비법을 다시 보자 180
이것만은 기억하자 183

제 6 장 '겉보기 연령'의 젊음을 유지하자 184

외양의 콤플렉스는 신체의 노화에 영향을 준다 187
젊음을 유지시키는 안티에이징 체조 189
미소가 행복을 부른다 196
이것만은 기억하자 198

마치며 199

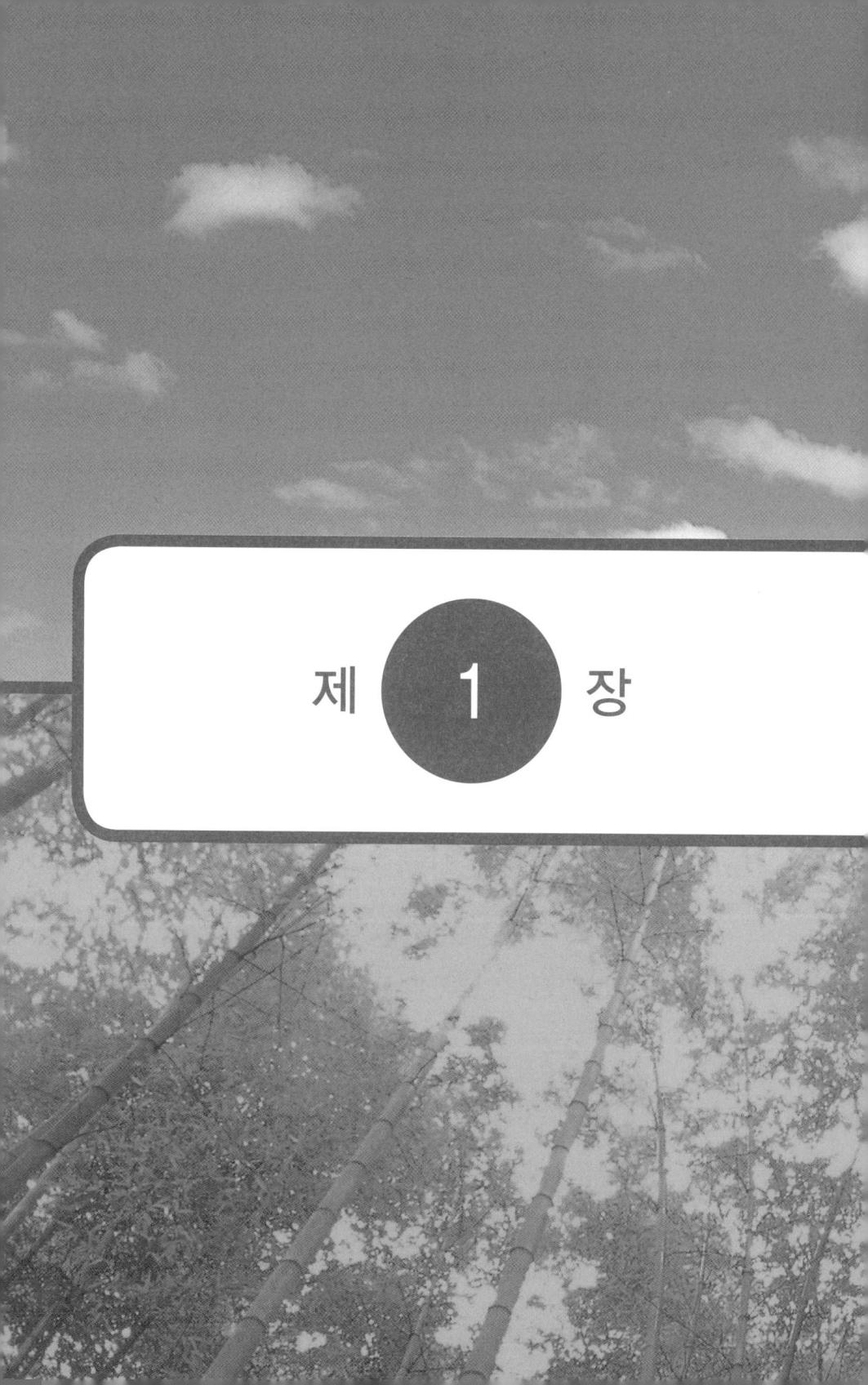

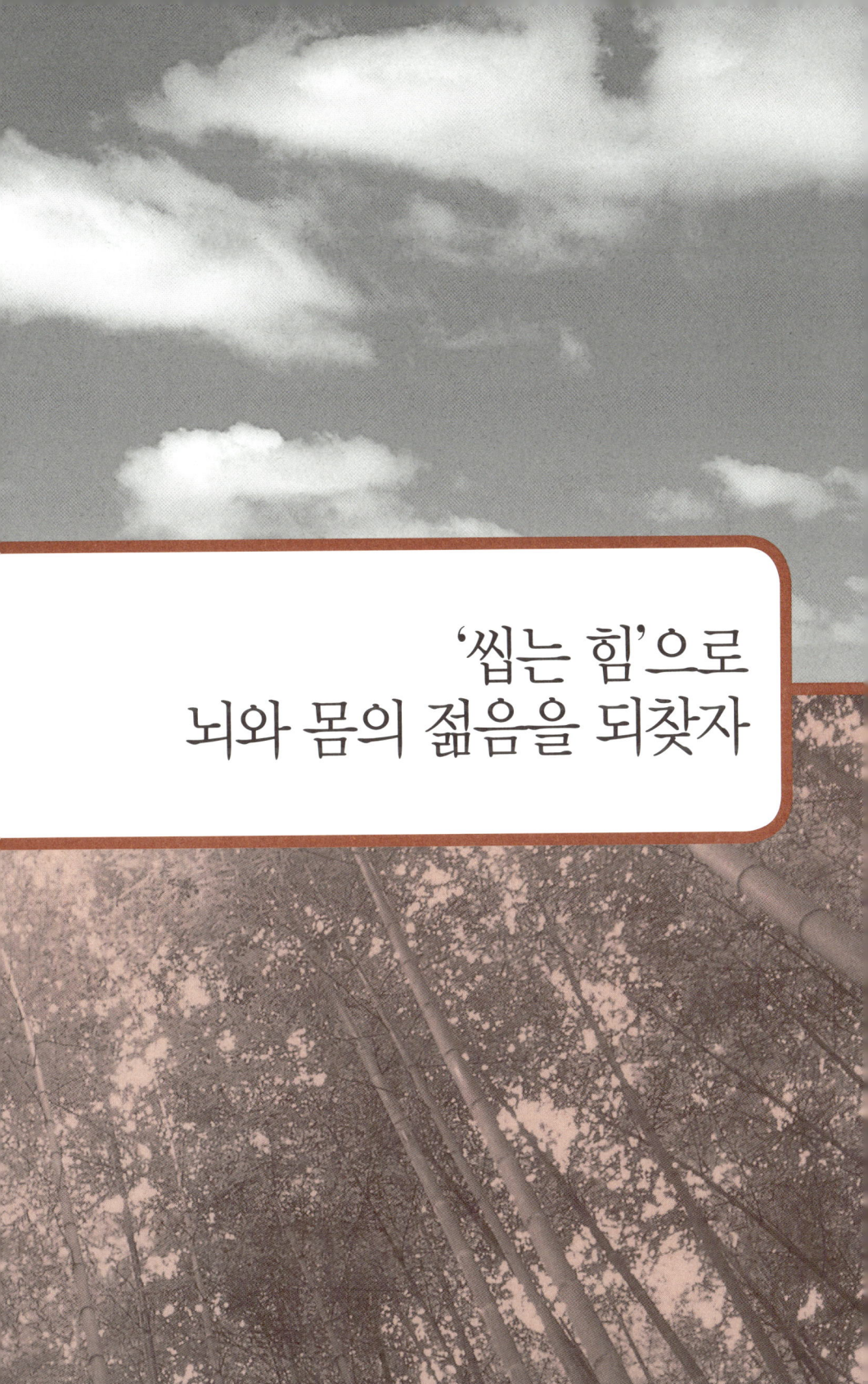

'씹는 힘'으로
뇌와 몸의 젊음을 되찾자

음식물을 잘 씹으면 구강 내에서 타액이 분비되는데, 그 양이 보통 하루 1.5리터에 달한다. 페트병 하나 정도의 양이니 처음 이 이야기를 듣는 사람들은 다들 놀라기 마련이다. 타액은 대부분 물이지만, 그저 단순한 수분은 아니다. 타액에는 인간의 몸을 건강하게 유지하는 데 필요한 여러 가지 성분이 포함되어 있으며, 각각 중요한 역할을 맡고 있다.

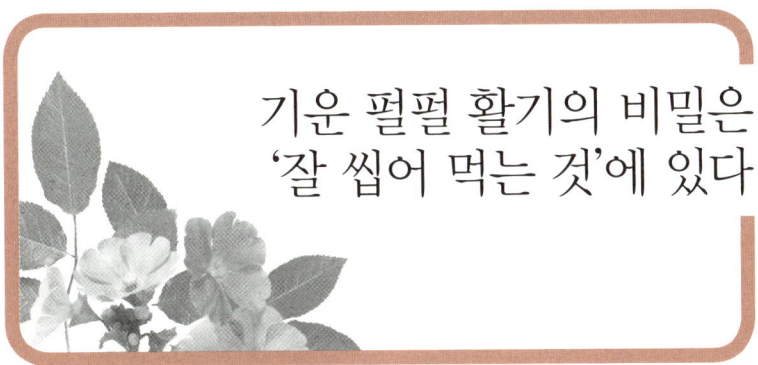

기운 펄펄 활기의 비밀은 '잘 씹어 먹는 것'에 있다

먼저 2006년 1월에 백한 살의 나이로 세상을 떠난 미우라 케이조 씨의 이야기부터 해야겠다. 미우라 케이조 씨는 일흔다섯의 나이로 에베레스트를 등정한 모험가 미우라 유이치로 씨의 아버지다.

일본 스키계의 선구자적 존재이기도 한 미우라 케이조 씨는 고령의 나이에도 불구하고 인생의 각 단계에서 새로운 목표를 세우고 이를 실현했다.

- 77세에 킬리만자로에 등정, 정상 분화구 내에서 스키 활강
- 80세의 이듬해, 여든한 살의 나이로 알프스의 샤모니에서 체르마트_{스위스}까지 90km를 스키로 답파
- 88세에 프랑스~스위스의 빙하지대 완전 답파

• 99세에 몽블랑의 빙하 발레블랑슈에서 스키 활강

이런 것들은 정말 작은 일례일 뿐, 그는 백 살을 넘기고도 '스키 실력이 늘었으면 좋겠다'는 희망으로 매일같이 훈련에 매진했다고 한다. 그는 《100세, 건강의 비결》에서 다음과 같이 말하고 있다.

"인간의 몸은 많은 이들이 생각하는 것만큼 약하지 않습니다. 노화로 몸이 쇠약해지는 것은 피할 수 없더라도, 식사나 운동에 주의를 기울이면 몸이 약해지는 것을 상당 부분 방지할 수 있지 않을까요? 요즘 저는 자꾸 이런 생각이 듭니다."

미우라 케이조 씨의 식생활은 현미가 중심이었다. 직접 만들어 먹었기에 상당히 소박한 식사였지만 그래도 최소한 반찬이 예닐곱 개 정도는 식탁 위에 올라가 있었다고 한다. 여기서 살펴 보고자 하는 것은 바로 그 식사법이다.

"현미는 딱딱해서 나이 든 사람에겐 맞지 않는다고 생각하기 쉽지만, 그렇지 않습니다. 잘 씹으면 전혀 문제가 없지요. 전부 틀니인 저조차 맛있게 먹었을 정도이니 걱정 없을 겁니다. 뿐만 아니라 현미를 섭취하는 과정에서 꼭꼭 씹고, 턱을 많이 사용하는 것 역시 몸에 좋은 영향을 가져다 줍니다."

"현미식이라면 서른 번 이상은 씹는 게 좋다고들 하지만, 저는 육십 번 정도는 씹고 삼킵니다. 꼭꼭 씹으면 단맛이 나서 더 맛있어요."

미우라 케이조 씨는 오랫동안의 경험을 통해 잘 씹는 것이 건강에 좋다는 사실을 감각적으로 알고 있었던 듯하다. 분명 잘 씹는 식습관은 미우라 케이조 씨의 건강 수명을 늘려 준 비결임에 틀림없다. 그렇다면 어떤 원리로 잘 씹는 것이 건강 수명으로 이어지는 것일까? 이를 의학적으로 살펴 보자.

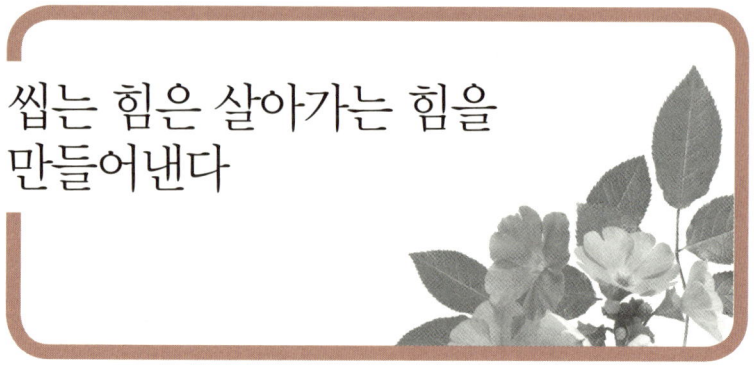

씹는 힘은 살아가는 힘을 만들어낸다

"씹는 것의 역할은 뭡니까?"

위와 같은 질문을 받았다고 하자. 가장 먼저 '음식물을 잘 씹고 부수어서 위나 장에서의 소화 활동을 돕는 것'이라는 답이 떠오를 것이다. 정답이다. 씹는 활동의 가장 큰 역할은 바로 그것이다.

하지만 만약 씹는 것의 역할이 이것뿐이라면 애초에 들이마시기만 하는 되는 부드러운 액상의 음식물을 섭취하면 되지 않는가? 그러나 400만 년 인류 역사의 진화 과정 가운데 그런 일은 없었다. 씹는 행위는 음식을 먹을 때 반드시 필요하며 인간의 건강을 유지하는 데 없어서는 안 될 다양한 기능을 하기 때문이다.

어느 대학의 조사에 따르면, 개호_{곁에서 돌보아 줌}를 필요로 하는 사람에게 정맥 주사_{링거}나 위장관_{PEG}을 이용해 영양분을 넣었을 경우에는 혈중 아미노산 수치가 올라가지 않은 데 반해, 영양도 주입하면서 씹는 것을 포함한 '먹는' 기능의 훈련을 병행했더니 혈중 아미노산 수치가 올라갔다고 한다.

알다시피 아미노산은 단백질을 구성하는 물질이며, 인간의 몸을 이루는 근육과 혈액, 소화관, 피부 등은 이 단백질로 구성되어 있다. 이 조사에서 두 경우는 단지 씹기 기능을 추가했다는 것 외에 영양적인 면에서는 차이를 보이지 않는다. 즉 섭취한 영양의 수치가 다르지 않다는 말이다. 그런데 결과는 전혀 달랐다. 씹는 행위에 따라 체내의 다양한 기관들이 움직이기 시작하고, 영양소를 흡수할 준비가 되었기 때문이다. 이처럼 씹을 준비가 되어 있느냐 아니냐에 따라 영양소의 분해 및 흡수에 큰 차이가 발생한다. 그 결과로 생명의 원천이라고도 할 수 있는 아미노산의 생산 능력에까지 차이가 생겨버리니 말이다.

씹지 못하면 뇌는 노화한다

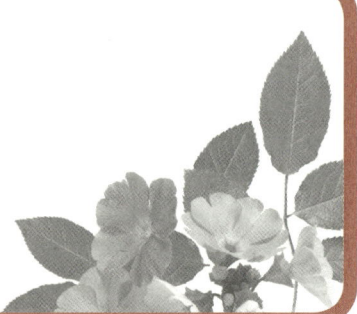

씹지 못하게 되면 육체적인 건강뿐만 아니라 뇌 건강에도 그 영향이 미친다. 인간이 씹는 행위를 못하게 될 경우 뇌의 노화 속도가 빨라진다는 것을 보여준 한 가지 연구 결과를 소개하겠다.

도호쿠대학의 와타나베 마코토 교수팀은 70세 이상의 고령자 1,167명을 대상으로 치매의 정도를 측정하는 시험 MMSE Mini-Mental State Exam를 실시했다. 그 결과 대상자들의 치매 정도와 잔존 치아 수 사이의 연관성을 발견했다. '정상'이라는 판정을 받은 그룹 652명의 사람들에겐 평균적으로 14.9개의 치아가 있었다. 그에 반해 '치매 예비군'으로 판정된 그룹 460명은 평균 13.2개, '치매가 의심되는 사람'으로 판정된 그룹 55명은 평균 9.4개의 치아를 갖고 있었다. 즉, 남아 있는 치아가 적고 씹는 힘이 약한 사람일수록 치매의 정도가 더 많이 진행되었음을 알 수 있었다. 참고로 생쥐 실험에서도 먹이를 달리하여 '많이 씹는 생쥐'와 '별로 씹지 않는 생쥐'를 키워 미로를 통과하게 한 결과, 많이 씹는 생쥐는 학습 효과가 향상되고 뇌의 노화 정도가 덜한 사실이 밝혀졌다.

치아와 뇌에는 말초신경과 중추신경을 연결하는 강력한 신경 네트워크가 존재하며, '씹는 행위'는 운동피질_{대뇌 반구에서 중심구 앞쪽에 있는 신피질 영역으로 수의적 근육 운동을 통제}을 크게 자극한다. 예를 들어 껌을 씹었을 때 뇌로 가는 혈류가 어떻게 변화하는지를 살펴 본 실험의 경우에도 뇌의 혈류가 크게 늘어나는 것을 볼 수 있었다. 씹는 행위를 통해 뇌의 혈류가 늘어나면 뇌는 점점 더 활성화된다. 반대로 혈류가 줄어들면 세포는 점차 죽어간다. 일례로 당뇨병이 악화되어 발을 절단하는 것은 발로 가는 혈류가 현저히 감소하여 조직이 괴사하기 때문이다.

얼마 전까지만 해도 의학계에서는 '뇌세포는 재생되는 것이지, 결코 증가하는 일은 없다'는 것이 상식이었다. 하지만 약 10년 전 미국의 한 의사가 '뇌세포는 72세를 넘어서도 늘어난다'는 주장을 발표했다. 그 이후 뇌에 대한 자극_{혈류}을 늘리면 나이에 관계 없이 뇌의 기능을 유지할 수 있다는 이론이 설득력 있게 여겨지고 있다.

요즈음 계산 문제나 퍼즐 등 뇌를 발달시키기 위한 뇌 트레이닝이 유행인데, '잘 씹는 것'도 꼭 추가해 주길 바란다. 단지 꼭꼭 씹는 것만으로도 뇌는 활성화되고 치매의 위험이 줄어들 테니 말이다.

타액은 뇌와 몸에 윤기를 주는 비결

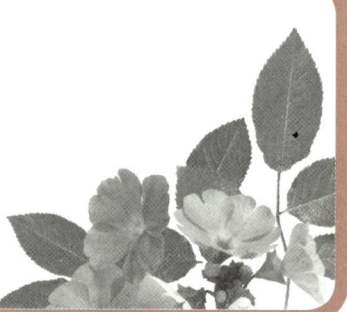

잘 씹으면 구강 내에서 타액이 분비되는데, 그 양이 보통 하루 1.5ℓ에 달한다. 페트병 하나 정도의 양이니 처음 이 이야기를 듣는 사람들은 다들 놀라기 마련이다. 타액은 그 성분이 대부분 물이지만, 그저 단순한 수분은 아니다. 타액에는 인간의 몸을 건강하게 유지하는 데 필요한 다양한 성분이 포함되어 있으며, 각각 중요한 역할을 맡고 있다.

타액의 역할은 크게 다섯 가지로 나뉜다. 소화작용, 항균작용, 점막보호작용, 점막수복작용, 치아 보호 및 재석회화작용이다. 이 가운데 뇌와 관련이 깊은 것이 점막수복작용이다.

점막수복작용의 주된 역할을 하는 성분은 'EGF Epidermal Growth Factor'와 'NGF Nerve Growth Factor'라는 물질로서 각각 상피성장인자,

신경성장인자라 불린다. NGF는 신경세포의 수복을 촉진하는 작용, 뇌신경의 기능을 회복시켜 뇌의 노화를 방지하는 작용 등이 있다. 치아를 상실하여 제대로 씹을 수 없게 되고 그에 따라 타액의 분비량이 줄어들면 당연히 NGF는 감소한다.

앞에서 씹는 힘이 약해지면 뇌로 가는 혈류가 줄어들어 뇌의 노화가 진행된다고 설명한 바 있다. 그런데 이와 함께 타액량 저하에 따른 NGF의 감소도 뇌의 노화 원인 중 하나로 꼽힌다. 뇌세포의 재생을 저해하기 때문이다. 유럽의 연구에서는 알츠하이머로 치매를 앓는 사람의 뇌에 NGF를 직접 투여했더니, 인식능력이 개선되었다는 보고가 나오기도 했다.

요약하자면, 잘 씹고 타액을 많이 분비시키면 뇌의 노화를 막아 치매를 방지할 수도 있다는 뜻이다. 필자는 인간의 몸에서 이와 같이 중요한 역할을 하는 타액을 '젊음의 비결'이라 부른다. 그런 타액의 중요성에 대해서는 제3장에서 더욱 상세히 다루도록 하겠다.

씹는 힘은 행동하는 힘

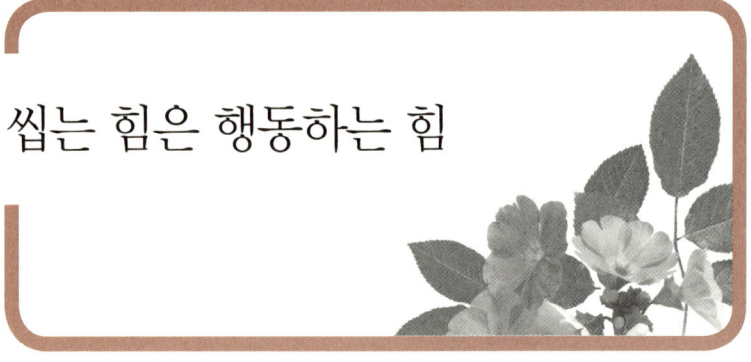

먹는 것은 사는 것이다. 거동을 하지 못하거나 개호가 필요한 상태가 되어 스스로 식사를 하지 못하고 유동식을 먹으면 사람은 급격히 늙어 버린다. 거동을 못하는 상태까지는 아니더라도 혼자만 다른 식사를 섭취해야 하거나 가족들과 함께 식사를 하지 못하면 생활의 질이 크게 떨어진다.

나가사키대학 신쇼 후미아키 교수팀이 고령자를 대상으로 조사를 실시한 결과에 따르면 본인의 치아가 없고 틀니도 하지 않은, 즉 치아가 전혀 없는 사람 중에서 혼자 어디든 다닐 수 있다고 한 사람은 35%에 불과했다. 반면, 자신의 치아가 없어도 틀니를 끼고 있는 사람은 60~70%가 혼자 행동할 수 있다고 답했다.

치아가 없다는 건 큰 콤플렉스다. '치아가 없어 보기 흉하니까 친

구들을 만나는 것도 꺼려진다', '먹을 수 있는 것이 한정되어 있으니 여행도 못 간다'는 식으로 행동 범위가 좁아진다. 잘 씹는 것이 행동력의 원천인 셈이다.

참고로 잘 씹지 못하게 되는 상황은 두 가지 경우를 생각해 볼 수 있다. '기질성 저작訓嚼, 씹기장애'와 '운동장애성 저작 장애'가 바로 그것이다.

기질성 저작 장애의 경우 치아 상실이나 의치의 부적합 등이 그 원인이다. 씹는 근육은 충분히 기능하고 있지만 틀니가 맞지 않아 일반적인 식사를 못하는 사례는 주변에서도 흔히 볼 수 있다. 필자가 현재 근무하는 대학병원의 치과에도 틀니가 가득 든 주머니를 들고 와서 "정말 틀니가 안 맞아서 못 살겠어요, 어떻게 좀 해주세요"라며 하소연하는 환자들이 드물지 않다.

운동장애성 저작 장애는 뇌혈관 장애나 치매 등으로 인하여 씹는 행위에 관계되는 신경이나 근육이 제대로 기능하지 못하면서 잘 씹을 수 없게 되는 것을 말한다. 예컨대 뇌경색으로 입이 마비되어 움직이지 못하게 된 경우가 그러하다.

물론 이 두 가지가 복합적으로 작용해 저작 장애를 일으키는 경우도 많다.

고령자의 폐렴은
먹는 힘의 약화가 원인

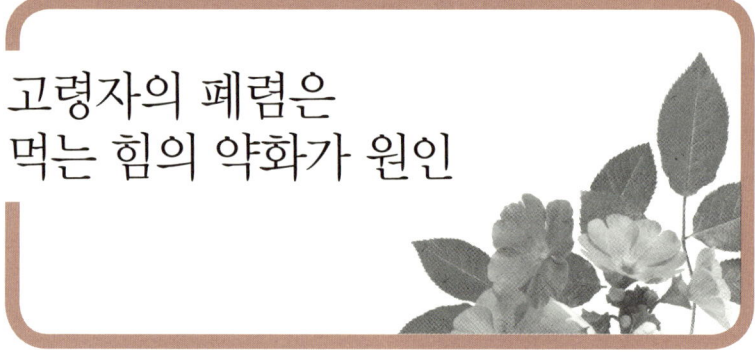

씹지 못할 때 찾아오는 위험에 대해서도 짚어 보자. 폐렴은 일본인의 사망 원인 중 4위를 차지하는 질환이다. 그런데 고령인구로 갈수록 폐렴의 순위가 올라가 75세 이상으로만 한정시켜 보면 사망 원인 1위이다. 이는 '흡인성 폐렴aspiration pneumonia, 기관지 및 폐로 이물질이나 병원균이 들어가 발생함'이라는 병이 급증하기 때문인데, 이 질환 역시 씹는 힘의 저하가 그 발병 원인이다.

음식물을 섭취하는 과정은 대개 이렇다.

"음식물을 입에 넣는다 → 자연히 씹기 시작한다 → 타액이 나오기 시작하고 음식물과 섞인다 → 어느 정도 음식물이 부서지고 작아진 시점에서 꿀꺽 삼키게 된다 → 삼킨 음식물이 식도로 간다."

하지만 흡인성 폐렴의 위험에 노출되어 있는 고령자는 다르다.

"음식물을 입에 넣고 턱을 움직이기 시작한다 → 하지만 씹지는 않는다. 타액도 충분히 분비되지 못하고 음식물은 몇 등분되는 정도다 → 그리고 그대로 꿀꺽 → 잠시 후 심하게 목이 메기 시작한다."

목이 메이는 이유는 음식물이 기도로 잘못 넘어갔기 때문이다. 이런 상태를 '섭식연하 장애'라고 하는데, 개호 현장에서 심각한 문제가 되고 있다. 우리 몸에는 연하반사라는 것이 있는데, 음식물이나 마실 것을 삼킬 때 기도가 아니라 식도로 보내는 기능이다. 그런데 나이가 들면 이 반사기능이 떨어진다. 연하반사기능이 떨어지면 음식물이나 타액이 기도를 통해 폐로 들어가 버린다. 그런데 음식물이나 타액 안에는 다양한 세균이 섞여 있어서 그것들이 폐렴을 일으킨다.

이것이 바로 흡인성 폐렴이다. 젊고 건강한 사람은 기도로 음식물 등이 들어가면 바로 기침을 하지만, 나이가 많아지면 기도로 음식이 들어가더라도 음식물이 작을 경우 기침이 나오지 않고 폐 안으로 들어가 버린다고 한다. 일설에 따르면 고령자의 70%가 그런 위험에 노출되어 있다. 그렇게 모르는 사이에 흡인을 반복하고 세균이 폐로 들어감으로써 폐렴에 걸리게 된다. 흡인성 폐렴은 한번 걸리면 좀처럼 낫지 않으며 마지막에는 항생제도 듣지 않는다. 이렇게 보았을 때, 예방 외에는 길이 없다. 가장 효과적인 예방법은 구강 케어다. 가령 흡인을 일으켜도 입 안이 청결하고 세균이 적으면 폐렴에 걸릴 위험은 현저히 줄어든다. 이에 관해서는 제2장에서 상세히 소개할 것이다.

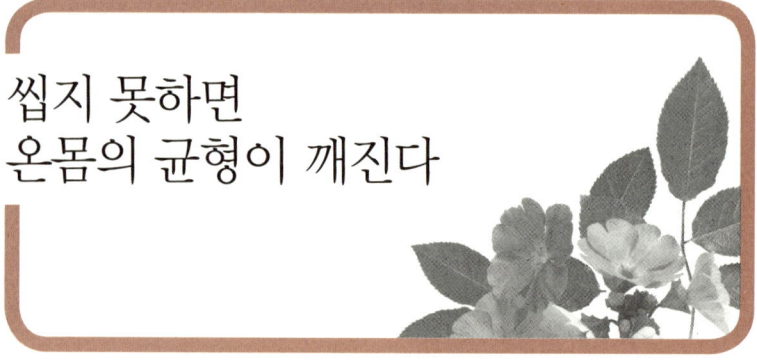

씹지 못하면
온몸의 균형이 깨진다

    요통이나 어깨 결림 등의 질환과 치아 교합의 상관성에 대해서는 많이 들어 보았을 것이다. 물론 모든 요통이나 어깨 결림의 원인이 치아 교합에 있다고는 생각하지는 않는다. 인간의 몸은 그렇게 단순하지 않기 때문이다. 하지만 치아 교합을 치료하면 요통이나 어깨 결림을 비롯한 온몸의 문제들이 많이 개선되는 것은 사실이다. 또한 치아가 빠져서 교합이 변하면, 틀니를 대신 넣을지라도 전체적으로 몸에 문제가 생기는 경우를 종종 볼 수 있다.

    인간의 직립 자세는 매우 안정되지 못한 것으로 알려져 있다. 우리 몸은 전신의 근육들을 미세한 긴장 상태로 유지함과 동시에 각 관절을 고정시킴으로써 이 불안정한 상태를 가까스로 안정시키고 있다. 그중 허리는 특히 많은 부담이 가해지는 부위이다. 머리나 목, 어깨나 가슴 등 상반신 전체의 중량을 허리가 지탱하고 있기 때문이다. 그렇기 때문에 정상적으로 허리를 지탱하기 위해서는 상당한 근력이 필요하며, 고령자들의 허리가 굽는 것은 이러한 근력이 저하된 것이 하나의 원인이라 할 수 있다.

예전에 텔레비전 뉴스를 통해, 거동을 못하던 노인의 치아를 치료했더니 걸을 수 있게 되었다는 소식을 들은 적이 있다. 이는 치아 교합을 개선함으로써 머리를 지탱하는 목의 근육과 등뼈를 받쳐 주는 척추기립근이 균형을 되찾았기 때문이라 추측된다. 목경추과 허리요추는 밀접한 관계가 있으며, 경추의 균형에 크게 영향을 주는 머리의 균형이 틀어지면 필연적으로 허리에 문제가 생긴다.

요통이나 어깨 결림 등으로 오랫동안 고생하다가 카이로프랙틱척추 교정 치료나 뜸 치료, 정형외과적 치료로도 상태가 호전되지 않는 분은 치과에 다녀보는 것도 하나의 방법이 될 수 있다.

씹는 힘이 약해지면 '노안'이 되기 쉽다

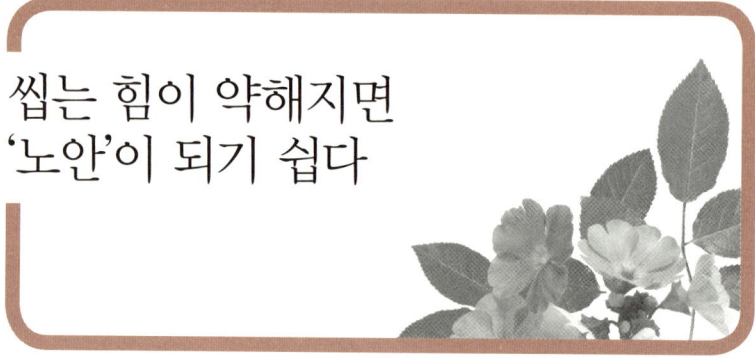

씹는 힘을 향상시키고 근력 저하를 방지하면 뇌와 몸의 건강뿐 아니라 외견상의 젊음도 유지할 수 있다.

사람들은 외모를 가꾸기 위해 화장품이나 건강보조제에만 지나치게 의존하는데, 그런 것을 보고 있자면 '정작 중요한 건 그런 게 아닌데'라는 생각을 떨칠 수 없다. 하지만 필자도 나이가 듦에 따라 "나이보다 젊어 보이시네요"라는 이야기를 들으면 기분이 좋다. 누구나 그러지 않을까? 외견상의 젊음 역시 상당히 중요하다는 것을 인정하지 않을 수 없다.

주름이 생기고 탄력이 떨어지면 얼굴이 나이 들어 보인다. 피부가 주름지고 탄력이 떨어지는 것은 근력이 저하되는 것과 관계가 있다. 바꾸어 생각하면 얼굴의 근육을 단련할 수 있으면 얼굴의 젊음도 유지할 수 있다는 말이 된다. 나이가 들면 자연히 근력이 떨어진다. 근육량 자체가 줄어듦과 동시에 근섬유도 감소하기 때문이다. 한 연구소의 보고에 따르면 80대가 되면 근섬유의 수가 20대의 약 39%까지 감소한다고 한다. 특히 60세 이후에는 근섬유의 양이 급격히 줄어든다.

그렇다면 줄어든 근육은 원래대로 회복될 수 없는 것일까? 그렇지는 않다. 아무리 나이가 많이 들어도 트레이닝을 계속하면 근육을 늘릴 수 있다. '킨씨와 긴씨_{일본에서 장수로 유명세를 탄 쌍둥이 자매 킨할머니와 긴할머니}' 중 킨씨는 백 살이 넘은 후에 다리 근육 강화 트레이닝을 시작했다. 당초 비쩍 마른 다리로 혼자서는 서기도 힘들었던 킨씨가 전문가의 지도로 트레이닝을 실시한 결과, 지팡이 없이 혼자 힘으로 걸을 수 있게 되었고 그 후 치매도 개선되었다고 한다. 얼마 전까지만 해도 고령자에게 근육 트레이닝은 위험하다는 이유로 금기시하는 경향이 있었지만 현재는 오히려 권장되고 있다. 물론 전문가의 지도를 통해 무리하지 않는 범위에서다.

인간의 몸 중에서 근육이 가장 많은 곳은 다리, 특히 허벅지 부분이다. 그러므로 허벅지를 단련할 수 있으면 얼굴 근육을 단련하는 것은 큰 문제가 안 된다. 얼굴의 근육은 다른 근육에 비해 작으므로, 각각의 근육을 느끼기 쉬운 데다 근육에 대한 지방의 역할도 다른 부위에 비해 작으므로 단기간에 단련할 수 있다. 구체적인 트레이닝 방법은 제6장에서 소개하겠다.

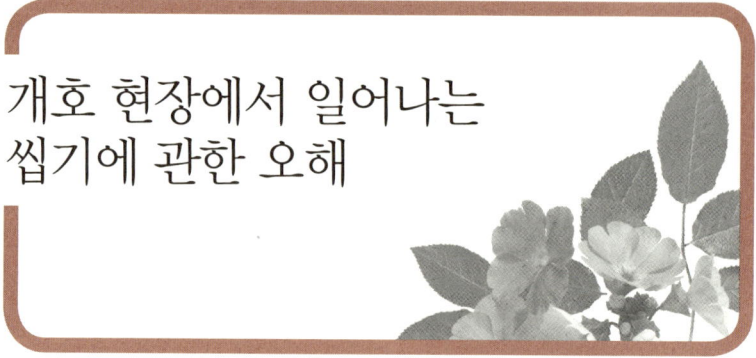

개호 현장에서 일어나는 씹기에 관한 오해

개호를 필요로 하는 고령자 중에 잘 씹지 못하는 분들이 있다. 음식물을 입에 넣으면 분명히 턱은 움직인다. 하지만 아무리 턱을 움직여도 삼킬 수 있을 만큼 음식물을 작게 만들지 못한다.

씹기란 그저 턱을 위아래로 움직이기만 하면 되는 것이 아니다. 씹어야 하는 음식물을 입에 넣었을 때 우리의 입은 어떻게 움직일까? 음식물이 입에 들어가면 먼저 앞니로 씹어 부순다. 그런 다음 혀와 턱을 움직여 음식물을 어금니 쪽으로 운반하여 더욱 작게 만든다. 단순한 상하운동이 아니라 좌우운동도 더해지는 것이다. 이 때, 입술은 여러 각도로 움직인다. 이 같은 일련의 움직임 속에 타액이 더해지고 음식물이 삼키기 쉬운 상태가 되었을 때, 식도로 넘어가게 된다.

반면 씹을 필요가 없는 음식물, 가령 유동식 등을 섭취할 때 턱은 단순한 상하운동만 하고, 혀도 턱의 움직임에 맞춰 앞뒤로 밖에 움직이지 않는다.

씹는 행위에 관여하는 요소를 정리하면 다음과 같다.

- 직접 음식물을 씹고 부수는 치아
- 치아를 지지하는 턱
- 턱뼈를 움직이는 근육
- 상하의 턱을 연결해 움직이는 것을 돕는 턱의 관절
- 음식물을 씹고 있을 때 끊임없이 움직이며 음식물을 상하 치아 사이로 운반하는 혀
- 부수어진 음식물을 섞어서 작게 만들고 삼키기 쉽도록 하는 타액과 그것을 분비하는 침샘

이들 요소가 모두 제대로 기능했을 때 비로소 씹기가 끝난다. 따라서 '교합이 잘 맞으면 씹을 수 있다'는 상식은 잘못된 생각이다. 교합이 좋다는 건 씹는 데 굉장히 중요한 요소이긴 하지만, 교합이 좋다는 것과 씹을 수 있다는 것은 별개의 문제이다.

그런데 개호 현장에서는 피개호자의 식사 수준유동식인지 일반식인지 등을 교합으로 판단하고 있는 곳이 많은 것 같다. 가령 치아가 전부 틀니라도 교합만 잘 맞으면 보통 식사를 주는 식으로 말이다. 하지만 아무리 교합이 좋아도 씹는 데 필요한 근육이 약하면 오연비정상적으로

잘못 삼키는 것의 가능성이 높아지는 것은 당연하다. 씹기의 진정한 의미를 알고 있으면 이러한 위험은 방지할 수 있다.

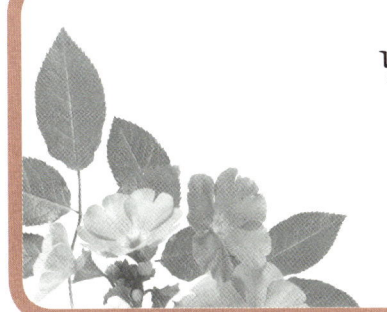

날씬해지고 싶다면
잘 씹어라

일상생활에서 씹기의 효용을 어떻게 접목시킬 것인가에 대해 한 번 이야기해 보자. 건강 수명을 단축시키는 생활습관병! 그 최대의 적은 비만이다. 생활습관병은 단독으로 발병하기보다는 비만 증상을 보이다가 협심증, 심근경색 등으로 이어지기 쉽다.

비만은 섭취 칼로리와 소비 칼로리가 불균형을 이룰 때 찾아온다. 평소 전혀 운동을 하지 않고 먹고 싶은 대로 먹으면 살이 찌는 것은 당연한 이치다. 따라서 운동으로 칼로리를 소비해야 하는데, 이와 함께 섭취 칼로리를 줄이는 노력도 필요하다. 식사량을 줄이려면 잘 씹는 것이 매우 중요하다. 잘 씹음으로써 우선 식사시간이 길어진다. 텔레비전에서 가끔 많이 먹기 또는 빨리 먹기를 겨루는 프로그램이 방송될 때가 있다. 그 사람들이 먹는 모습을 보면 음식을 거의 씹지 않음을 알 수 있다. 마치 음료를 들이키듯이 위로 밀어 넣는 느낌이다. 일일이 씹다 보면 많은 양을 빠른 시간 내에 먹을 수 없기에 그런 식으로 넘겨 버리는 것이다.

포만감은 실제로 배가 부른지 어떤지의 문제라기보다는 뇌의 문제이다. 식욕은 뇌의 섭식중추와 포만중추에서 조절된다. 섭식중추가 기능하면 식욕이 생긴다. 그래서 식사를 하면 혈당치가 올라가고 그에 따라 포만중추가 움직이면서 식욕에 제동을 건다. 그런데 빨리 먹기라는 행위는 이러한 포만중추가 움직이기 전, 즉 식욕의 제동이 걸리기 전에 먹어버리게 되므로 결과적으로 과식을 하게 된다.

필자가 근무하는 병원의 안티에이징 외래에서는 비만 가능성이 보이는 환자들에게 '잘 씹어 먹을 것'을 가장 먼저 지도한다. 이때 중요한 것은 '무엇을 먹느냐'이다. 아무리 잘 씹으려고 해도 국수나 우동, 두부와 같이 부드러운 음식의 경우에는 그렇게 하기 어렵다. 그러니 얼마나 씹을 만한 음식을 섭취할 것인가가 관건이다. 37쪽의 표를 참고하여 많이 씹어야 하는 음식물을 입에 넣고 의식적으로 열심히 씹는 등, 평상시 식사에서 씹는 습관과 힘을 기르려는 노력이 필요하다.

건강과 먹거리 안전이 강조되는 요즘, 우리는 음식을 '영양가 있는 것', '신선한 것', '첨가물이 적은 것' 등의 기준으로 고른다. 여기 한 가지 더! '잘 씹을 수 있는 것'도 추가하여 씹는 힘을 길러 보자. 그러면 틀림없이 더욱 건강한 생활을 할 수 있을 것이다.

음식물별 씹는 맛의 정도

씹는 맛의 정도	곡물류	콩 고구마와 감자	어패류	육류	채소류	달걀 유제품류	과일류	과자류
1	죽	순두부 달걀찜	어묵		단호박찜	크림스프		
2	야채죽, 어죽, 식빵	강낭콩	회	콘비프	삶은 토마토, 삶은 당근	계란 프라이	딸기, 바나나	카스텔라, 버터쿠키
3	국수, 라면	삶은 대두	어육 소시지, 고구마 튀김	고기 완자	삶은 완두콩	삶은 달걀		포테이토 칩
4	백미, 스파게티	곤약	생선살 찜	햄	삶은 우엉	치즈	사과	스낵 과자
5	보리밥	참마	훈제연어, 구운 참치	차사오 (중국식 돼지고기 구이)			땅콩	
6	현미밥	풋콩	삶은 오징어, 북어조림		양상추, 피망, 오이 (생)			
7	피자 도우, 떡	고야두부 (말린 두부)	오징어회, 문어초회	닭다리살 간 (익힌 것)	락교 (파 뿌리), 김치		아몬드	
8	마른 빵	튀김	정어리 조림		양배추 (생)			
9				소갈비찜	당근, 셀러리 (생)			
10			마른 오징어		단무지			

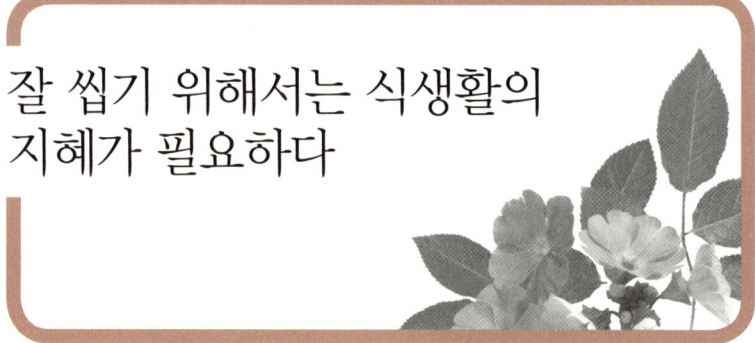

잘 씹기 위해서는 식생활의 지혜가 필요하다

일본인이 좋아하는 요리 세 가지가 무엇인지 알고 있는가? 1위가 초밥, 2위가 회, 3위가 라면이다. 이것만으로도 일본인들은 부드러운 요리를 선호한다는 것을 알 수 있다. 햄버거 등의 패스트푸드와 밥으로 차려진 식단 간의 식사시간과 씹는 횟수를 비교한 실험에서는, 패스트푸드가 식사시간이 짧고 씹는 횟수도 적었다.

또 과거 시대의 다양한 식사를 재현하여 씹는 횟수를 조사한 실험도 있다. 그 결과 야요이 시대 기원전 3세기~서기 3세기는 약 4,000번, 헤이안 시대 794년~1185년에는 약 1,400번, 가마쿠라 시대 1185년~1333년에는 2,600번, 에도 시대 1603~1867년 초기에는 약 1,500번, 중기에는 약 1,000번, 쇼와 1926년~1989년 10년경에는 약 1,500번, 그리고 현대인은 약 600번이라는 결과를 얻을 수 있었다.

헤이안 시대_{일본 역사상 비교적 문화가 부흥하고 평화로웠던 시대로 평가됨}의 결과가 흥미롭다. 평화로운 시대에는 씹는 횟수가 줄어드는 것일까? 어쨌거나 시대가 지남에 따라 씹는 횟수가 줄어들고 있는 것은 분명하며, 생활의 풍요로움과 연식화에는 깊은 관련이 있음을 짐작할 수 있다.

우선 현대식은 씹는 횟수가 적다는 사실을 아는 것이 중요하다. 그러므로 씹을 만한 식품을 의식적으로 골라야 한다. 씹을 것도 없는 음식을 많이 씹기란 어려우니, 이 점을 고려하여 '무엇을 먹을지'를 선택해야 한다. 음식 선택에 관해 유의해야 할 점을 아래에 적어 보았으니 참고하기 바란다.

■ 딱딱한 식재료를 사용한다

아몬드 등의 견과류나 깨 등은 딱딱해서 잘게 씹어 부수려면 힘이 필요하므로 씹는 횟수가 늘어난다. 샐러드에 토핑으로 얹어 먹는 등의 방법으로 다양하게 활용해 보자.

■ 식이섬유가 풍부한 식재료를 사용한다

우엉 등의 근채류, 녹황색 채소는 꼭꼭 씹지 않으면 잘 넘어가지 않는다. 독특한 식감의 무말랭이와 같은 식품도 조직이 단단해 많이 씹어야 하는 음식이므로 추천한다.

■ 탄력성이 있어 씹어 끊기 힘든 것을 사용한다

말린 버섯, 튀긴 음식 등은 딱딱하지는 않아도 탄력성이 있어 쉽게 씹어 끊기 힘든 식재료다. 곤약, 새송이 버섯, 문어 등도 마찬가지다.

■ 식재료를 써는 법이나 조리 방법을 바꾼다

같은 오이라도 마구 썬 것과 얇게 썬 것을 비교하면 전자를 씹는 횟수가 더 많다. 또 육류나 생선 등 단백질이 많은 식품은 가열하면 딱딱해지므로 자연히 많이 씹게 된다.

■ 식재료를 조합시킨다

나물무침이라면 푸른 채소로 끝낼 것이 아니라 기름에 튀긴 것이나 깨도 곁들여 보자. 식재료의 맛이나 씹는 느낌의 차이를 느끼려고 하다 보면 자연스레 씹는 횟수가 늘어난다.

■ 간을 싱겁게 한다

강한 단맛이나 짠맛은 즉각적으로 맛이 느껴지기 때문에 씹는 횟수가 줄어든다. 맛이 연해지면 재료가 가진 맛을 확인하려고 하기 때문에 잘 씹게 된다.

이러한 식사 시 요령 외에 씹는 힘을 기를 수 있는 방법으로 껌이 있다. 필자는 일을 할 때도 껌을 씹는다. 껌을 씹는 건 예의상 보기 좋지 않다고 생각하는 사람이 있다면 다른 사람 앞에서 씹지 않으면 된다. 때와 장소, 상황을 감안하면서 일상생활에서 껌을 씹는 습관을 들이는 것도 생각해 볼 만하다.

껌을 씹어 비만과 스트레스를 날려버리자

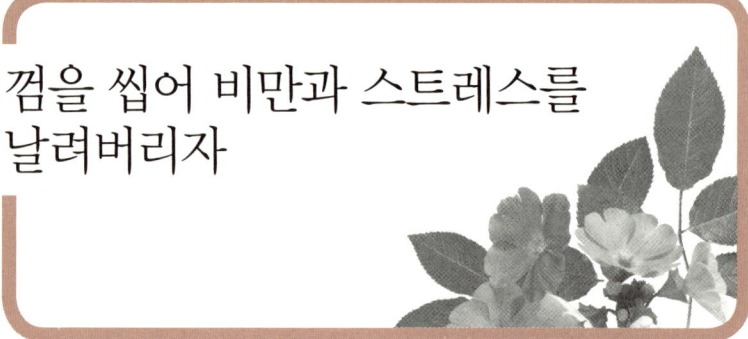

'저인슐린 다이어트'나 '저GI수치 다이어트'라는 말을 들어 본 적이 있을 것이다. 간단히 말하면 당분이나 탄수화물을 줄임으로써 인슐린의 분비를 억제하고, 살이 잘 찌지 않는 체질로 만드는 다이어트 방법이다.

인슐린의 역할은 주로 두 가지로 나뉜다.

- 혈액 속의 당이 에너지로 소비되는 것을 촉진하는 활동
- 소비되지 않고 남은 당을 지방세포로 운반하여 축적시키는 활동

즉 인슐린의 분비를 억제할 수 있으면, 지방세포로 당이 운반되지 않으며 살도 쉽게 찌지 않는다. 저인슐린 다이어트의 지표로 GI수치

Glycemic Index, 혈당지수라는 것이 있다146쪽 참조. 이 GI수치가 낮으면 낮을수록 인슐린 분비가 억제되므로 가급적이면 GI수치가 낮은 음식을 선택함으로써 다이어트 효과를 얻으려는 원리이다.

백미와 현미, 식빵과 호밀빵, 우동과 메밀국수 등 어느 쪽의 GI수치가 낮을까? 바로 후자이다. 재미있게도 후자의 식품들에는 씹는 맛이 있다. 저인슐린 다이어트를 하면 필연적으로 씹는 맛이 있는 음식을 섭취하게 되는데, 이것 또한 다이어트 효과를 올려주는 요인이 아닌가 싶다.

실제로, 식사를 하지 않아도 씹는다는 행위만으로도 포만중추가 자극된다는 것이 밝혀졌다. 공복 상태에 있을 때 몇 분 동안 껌을 씹고 나서 식사를 하면 껌을 씹지 않고 식사를 했을 때에 비해 식사량이 20~30%나 줄어든다는 보고가 있다. 껌 자체는 배를 채우지 못하니 씹는 행위 자체가 포만중추를 자극하는 것으로 추측된다. 그런 의미에서는 '식전 껌 다이어트'는 새로운 다이어트 방법이라 하겠다.

껌을 씹음으로써 스트레스가 줄어든다는 사실 역시 이미 밝혀진 바 있다. 스트레스를 받으면 몸에서 코르티솔급성 스트레스에 반응해 분비되는 물질이나 노르아드레날린스트레스성 신경전달 물질 등의 호르몬이 분비되는데, 실은 씹는 행위 자체가 이들의 분비를 조절한다고 한다. 다음은 최근에 발표된 껌을 이용한 실험 결과이다.

"만원 전철에서 남녀 32명을 대상으로 여러 조건 하에 껌을 씹게 한 결과, 타액 중에 포함된 스트레스 호르몬이 감소했다. 5분 동안 껌을 씹은 그룹은 스트레스가 최고치에 비해 50~60%나 줄었다."

단 껌을 씹을 때 주의해야 할 점은 무설탕 껌, 혹은 자일리톨이 함유된 껌을 선택해야 한다는 것이다. 껌으로 쓸데없는 당분을 섭취하는 것은 의미가 없다. 천연 감미료인 자일리톨의 칼로리는 설탕의 4분의 1 정도이며, 충치균 번식을 억제하는 효과와 치아의 재석회화도 촉진하는 효능이 있다.

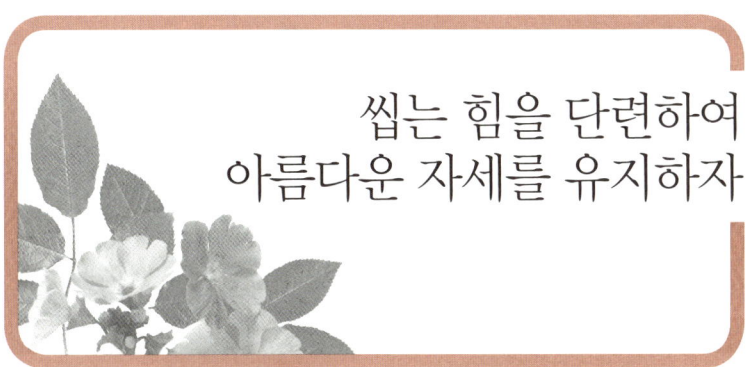

씹는 힘을 단련하여 아름다운 자세를 유지하자

씹는 행위에 사용되는 근육은 주로 측두근과 교근이다. 측두근은 관자놀이 부근에 있는 근육이고, 교근은 턱과 볼에 있는 근육이다. 어금니를 물면 이 두 부분이 움직이는 것을 알 수 있다.

하지만 씹기 위해 필요한 근육은 이들 뿐만이 아니다. 시험 삼아 어금니를 물어 보자. 머리가 조금 앞으로 기울어질 것이다. 목 근육도 사용되기 때문이다. 음식물을 씹는 행위에 쓰이는 근육은 목과 가슴, 등에 있는 근육으로 12종류에 이른다. 이처럼 여러 근육끼리 연계되어 있는 탓에 잘 씹지 못하면 머리나 목, 어깨, 허리 등에도 여러 문제가 발생한다.

프로 운동선수와 같은 일류 선수들은 치아 관리를 소홀히 하지 않는다. 사람은 강한 힘을 발휘할 때 어금니를 깨무는데 이 씹는 힘이 어느 정도인가 하면, 씹는 순간 어금니 쪽에서는 그 사람의 체중에 상당하는 힘이 나온다고 한다. 프로레슬러나 씨름선수들은 그 힘이 150~300kg에 달한다. 그 때문인지 운동선수는 치아 관리에 신경을 많이 쓴다. 부정교합이 경기 실적에 영향을 준다는 사실을 알기 때문일 것이다.

우리는 좀처럼 열리지 않는 병의 뚜껑을 열 때나 와인 코르크를 딸 때에도 자연히 이를 악물게 된다. 그러면 더 강한 힘을 발휘할 수 있기 때문이다. 팔굽혀펴기 등의 근육트레이닝을 할 때에도 이를 물고 하면 그렇지 않았을 때에 비해 횟수가 늘어나거나 좀 더 수월하게 할 수 있다.

씹는 힘과 온몸의 근육에는 깊은 연관이 있으므로, 씹는 힘이 저하되면 당연히 온몸의 근육에도 영향이 생긴다. 치아가 빠져서 씹지 못하게 된 사람에게 서보라고 하면 몸이 크게 흔들린다. 이는 측두근과 교근이 머리의 위치를 정하는 근육으로 기능하기 때문이다. 씹는 것을 관장하는 이들 근육이 기능하지 않으면 올바른 자세로 서고 걷는 것이 어렵다. 고령자들에게서 흔히 볼 수 있는 헛발질이나 자주 넘어지는 현상의 원인 중 하나로 봐도 될 것이다.

80~90세가 되어도 제대로 씹는 능력을 지킬 수 있다면 젊은 사람들과 마찬가지로 아름다운 자세를 유지할 수 있다.

이것만은 기억하자

- 잘 씹어 먹는 식습관은 뇌와 몸의 젊음을 유지시킨다.

- 씹지 못하게 되면 생명의 원천인 아미노산의 생산 능력이 현격히 저하된다.

- 씹는 행위는 뇌를 활성화시키고 치매의 위험을 낮춰 주는 효과가 있다.

- 씹는 행위에 수반되어 분비되는 타액에는 뇌의 노화를 방지하는 물질이 들어 있다.

- 씹지 못하게 된 고령자는 행동 범위가 좁아진다.

- 75세 이상의 사망 원인 1위 폐렴은 씹는 힘의 저하가 주요 원인이다.

- 잘 씹어 먹으면 비만을 예방할 뿐 아니라, 당뇨병 등 생활습관병의 위험으로부터도 멀어질 수 있다.

- 잘 씹는 힘을 기르기 위해서는 평소 식사를 '씹는 맛이 있는 음식'으로 섭취하려는 노력이 필요하다.

- 식사 전에 껌을 씹기만 해도 식사량의 20~30%를 줄일 수 있다.

- 씹지 못하게 되면 온몸의 근력이 떨어지고 헛발질을 하거나 넘어질 위험이 커진다.

- 씹는 힘이 저하되면 얼굴 근육이 약해지면서 노안을 초래한다.

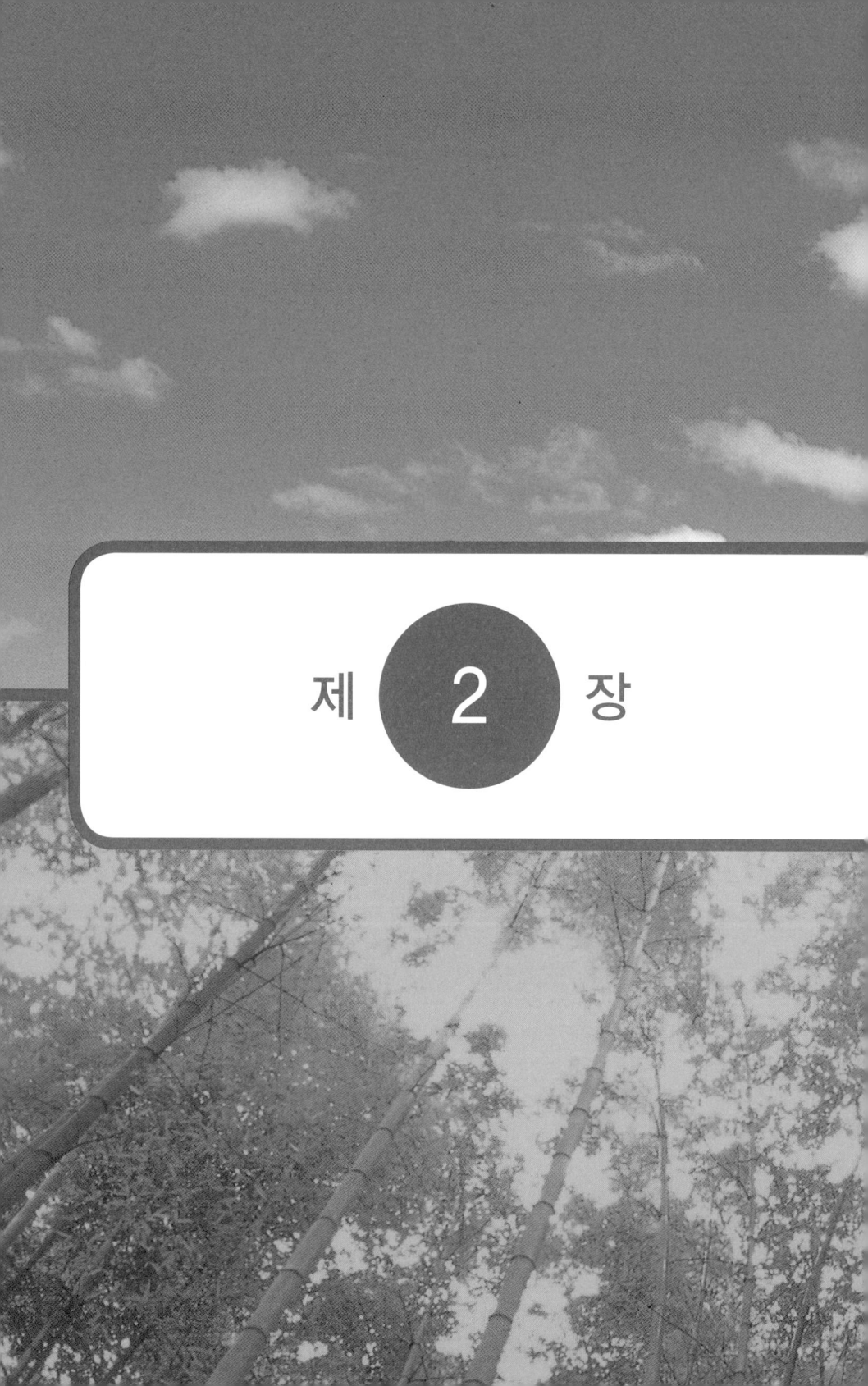

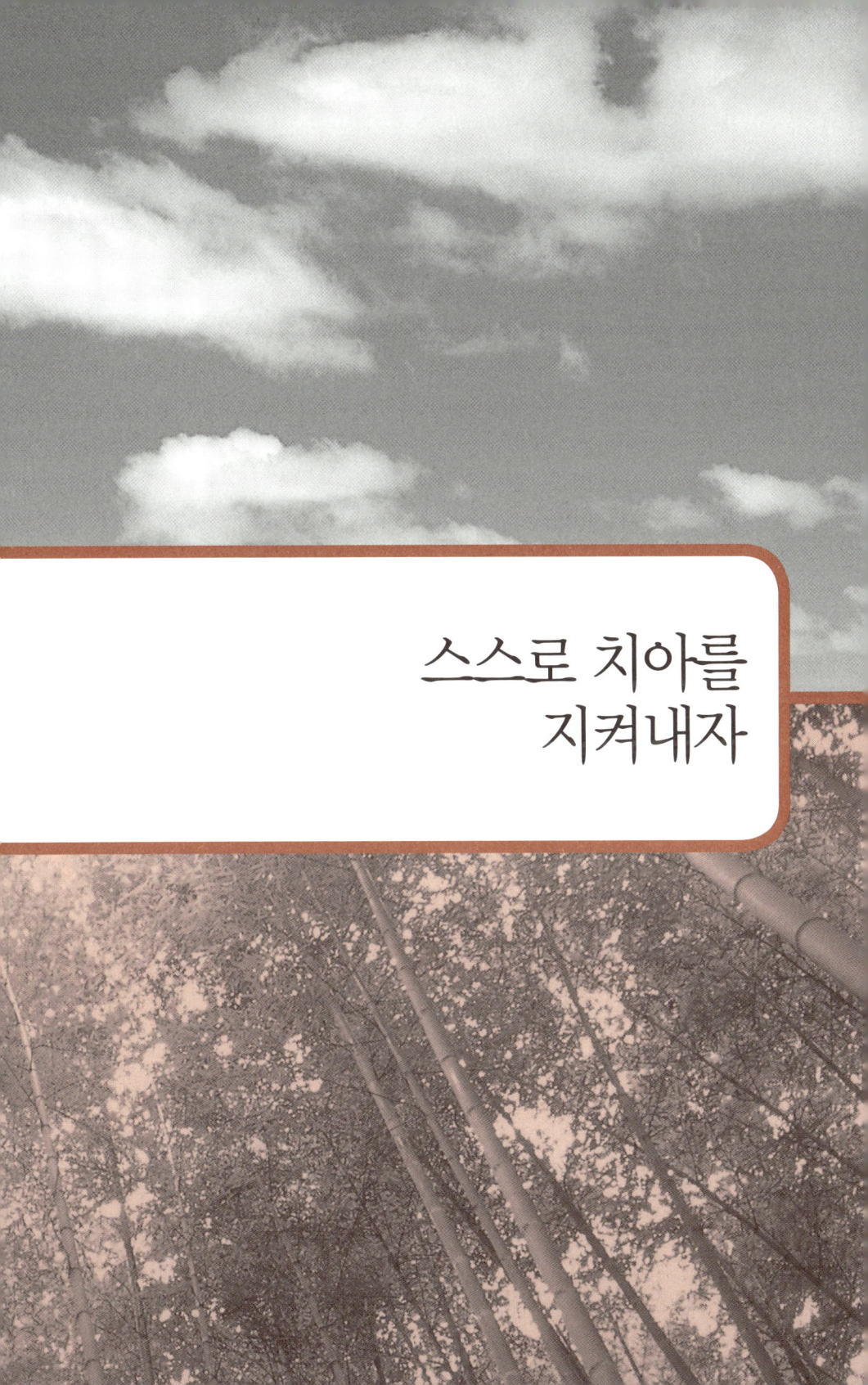

스스로 치아를 지켜내자

고령자의 치아가 빠지는 가장 큰 원인은 치주병이며, 이는 당뇨병이나 동맥경화 등의 원흉이라 일컬어진다. 치주병과 이들 질병은 인과 관계에 있으며 서로 깊은 영향을 준다. 즉 구강 건강은 몸 전체의 건강에 큰 영향을 주는 것이다. 치아가 빠지면 뇌의 노화도 진행된다는 사실도 밝혀진 바 있다.

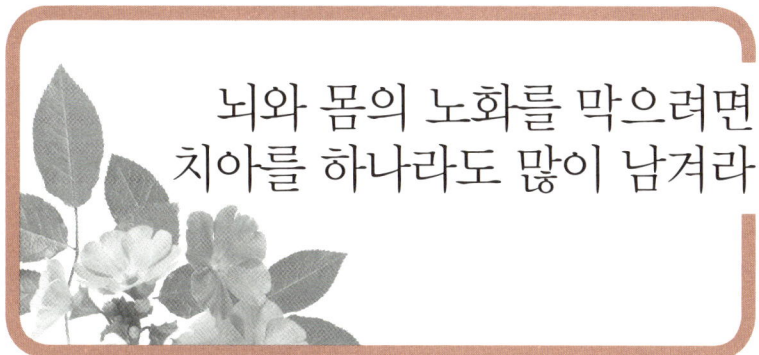

뇌와 몸의 노화를 막으려면 치아를 하나라도 많이 남겨라

우리 몸에서 노화를 가장 빨리 느끼는 부위는 눈과 치아라고 한다. 마흔을 넘기면서 노안老眼을 느끼게 되고, 벌어진 치아 틈새에는 음식물이 끼기 쉽상이다. 사람에 따라서는 치아가 빠지기도 하는데, 사람은 치아가 빠지면 '내가 늙는구나' 하는 것을 강하게 실감한다. 정신적으로 큰 충격을 받는 동시에 행동 범위도 좁아지고 활동이 줄어든다는 것은 앞 장에서 설명하였다.

《40대부터 뇌와 몸을 젊게 만드는 34가지 지혜》의 저자 시오타니 선생은 "치아가 건강에 얼마나 중요한지를 통감한다. 오늘날 노화방지의학에서 다루는 문제 중 30%는 치아 문제다"라고 말했다. 범위를 '치아'에서 '입'으로 넓히면 그 비율은 더 높아질 것이다.

고령자의 치아가 빠지는 가장 큰 원인은 치주병이며 이는 당뇨병,

동맥경화 등의 원흉이라 일컬어진다. 치주병과 이들 질병은 인과 관계에 있으며 서로 깊은 영향을 준다. 즉 구강 건강은 몸 전체의 건강에 큰 영향을 미치는 것이다.

또한 치아가 빠지면 뇌의 노화도 진행된다는 것이 밝혀졌다. 앞에서도 소개한 도호쿠대학 와타나베 교수는 고령자 195명의 뇌를 MRI로 촬영하여 남아 있는 치아의 수 및 치아가 맞물리는 부분의 수와 뇌조직의 용적 간의 관계를 조사한 연구에서 '남아 있는 치아가 적은 사람일수록 기억을 관장하는 대뇌의 해마 부근이나 사고를 담당하는 전두엽 부근의 용적이 줄어들어 있다'는 결과를 얻었다.

어금니를 뽑은 생쥐와 그렇지 않은 생쥐의 학습기억능력실험에서도 이를 뽑지 않은 생쥐가 역시 좋은 결과를 보였다. 실험 후의 병리 해부에서는 이를 뽑은 생쥐의 경우 기억을 관장하는 해마의 신경세포가 현저히 감소해 있음을 관찰할 수 있었다.

치아가 빠지면 뇌로 가는 혈류가 줄어든다. 그것은 치근막에 대한 자극이 감소하기 때문이다. 치근막은 치아를 지지하는 뼈(치조골)와 치아 사이에 위치한 조직으로, 쿠션과 같은 역할을 담당하는 막이다. 치근막에는 수많은 신경이 분포하며 치아에 가해지는 다양한 자극을 뇌로 전달한다.

따라서 치아가 빠지면 자연스레 치근막에 대한 자극이 줄어들고, 그 결과 뇌의 혈류도 감소한다. 치아가 하나 빠졌을 뿐인데 씹는 힘은 10%나 줄어든다고 한다. 이가 전부 틀니였음에도 현미식을 먹었던 미우라 케이조 씨와 같은 예외는 있지만, 일반적으로 전부 틀니를 하게 되면 씹는 힘이 50~90% 정도 감소한다.

    결론은, 자신의 치아로 제대로 씹으면 식생활이 충실해질 뿐만 아니라 뇌를 비롯한 신체의 젊음을 유지할 수 있다는 것이다. 건강하고 풍요로운 생활을 누리기 위해서는 가장 먼저 자신의 치아를 잘 관리하는 노력이 필요하다.

남은 치아가 많을수록 의료비가 적게 든다

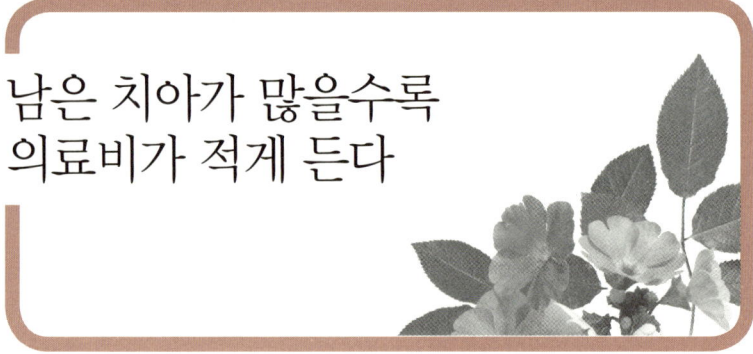

'8020 캠페인'에 대해 들어 본 적 있는가? 후생노동성_{우리나라의 보건복지부와 같은 일본의 행정기관}과 일본치과의사회의 주도로 시작된 캠페인으로, 80세까지 본인의 치아 20개를 유지하자는 운동이다.

보통 우리가 가진 치아는 28~32개이다. 사랑니가 나는 사람도 있고 그렇지 않은 사람도 있어 개인차가 있다. 좋아하는 음식이 뭐든, 제약없이 맛있게 먹으려면 건강한 자신의 치아가 20개 이상은 필요하다고 한다. 치아가 20개 남아 있으면 맞물리는 부분이 네 군데 생긴다. 그러면 거의 대부분의 음식을 무리 없이 씹어 먹을 수 있다.

하지만 실상을 보면 80세까지의 평균 잔존 치아 수는 10개에 불과하며, 80~84세까지 20개 이상의 잔존 치아 수를 가진 사람은 전체의 약 21%에 불과하다. '8020 달성자'의 비율은 매년 늘어나고 있지만, 여전히 미미한 것이 현실이다. 자신의 치아는 스스로 지켜야 한다. 치아 건강에 적극적인 관심을 갖고 적절한 케어를 계속하면 '8020'은 충분히 달성할 수 있다.

건강한 치아 수와 연간 의료비 간의 관계를 조사한 연구에서는, 치아가 잘 남아 있을수록 의료비가 적게 든다는 결과가 나왔다. 건강한 치아가 하나도 없는 사람은 연간 50만 엔_{한화 약 680만 원} 이상의 의료비가 드는 반면, 20개 이상인 사람은 30만 엔_{한화 약 410만 원} 정도의 의료비가 소모되었다. 의료비가 적다는 것은 병원을 찾는 빈도가 낮다고도 해석할 수 있으니, 그만큼 건강하다고 생각할 수 있다.

이렇듯 구강 건강을 유지할 수 있는 생활습관을 계속하는 것이 신체 건강에도 이롭다는 사실을 잊지 말고 구강 건강에 적극적인 관심을 기울여야 하겠다.

치아가 빠지는 위험은 줄일 수 있다

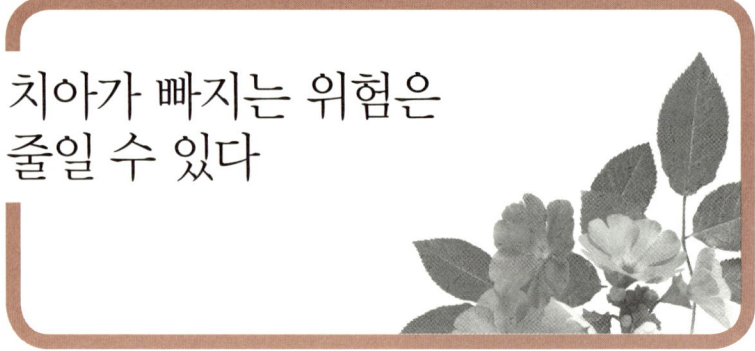

　인간 이외의 동물, 특히 호랑이나 사자 등의 야생동물에게 이가 빠진다는 것은 곧 죽음을 의미한다. 동물은 씹지 못할 경우, 인간처럼 부드러운 것이나 유동식을 골라 먹을 수도 없으니 섭식 행동이 불가능해져 쇠약해질 수밖에 없다. 다행히 인간은 치아가 빠져도 틀니로 대체하여 생활할 수 있기 때문에 치아가 빠진다고 바로 죽는 것은 아니지만, '동물은 치아가 빠지면 죽는다'는 사실은 기억해 두는 것이 좋겠다.

　그렇다면 사람의 치아는 왜 빠지는 것일까? 나이를 먹으면 어쩔 수 없이 생기는 자연 현상일까? 아니, 그렇지 않다. 노화 현상만으로 치아가 빠지는 일은 거의 없다. 나이를 먹고 치아가 빠지는 최대의 원인은 '치주병'에 있다. 그러므로 치주병에 걸리지 않는 것, 그것이 자신의 치아를 지켜내는 데 가장 중요한 인자이다.

모든 연령층에서 치아가 빠지는 원인 1위는 42%로 치주병, 2위가 충치로 32%를 차지한다. 하지만 마흔을 넘으면 치주병의 비율이 급격히 증가해 50%를 웃돈다. 치주병은 30대 이후에 걸릴 확률이 높아지는데, 매년 그 확률이 높아져서 50세가 넘으면 치주병이 전혀 없는 건강한 치아를 가진 사람은 전체의 10%도 채 안 된다고 한다.

치주병은 입 안의 세균이 원인이 되어 발생한다. 젊고 건강할 때는 입 안이 충분한 타액으로 가득해 청결을 유지할 수 있고, 면역력도 강하니 치주병에 잘 걸리지 않는다. 하지만 나이를 먹고 면역력이나 타액 분비가 저하되면 치주병균의 위협에 쉽게 노출된다. 단, 아까도 이야기했지만 나이를 먹는 것 자체가 치주병의 원인은 아니다. 치주병에 걸릴 위험이 높아질 뿐, 어떠한 생활습관을 하고 얼마만큼 올바른 구강 케어를 하는가에 따라 그 위험은 최소한으로 줄일 수 있다.

입 냄새가 난다면
치주병을 의심하라

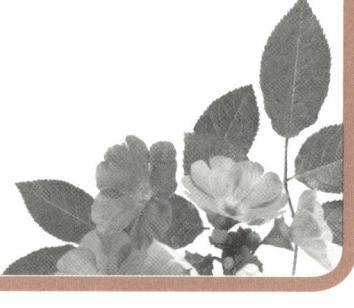

잇몸이 붓고 아프다, 양치질을 할 때 피가 난다, 사과 등 딱딱한 것을 먹으면 피가 난다, 차가운 음료수를 마시면 이가 시리다, 왠지 모르게 이가 흔들린다. 이런 증상을 느낀 적이 있다면 주의가 필요하다. 이미 치아를 지지하는 뼈치조골가 손상되어 치아를 뽑을 수밖에 없는 상태일지도 모른다.

특히나 치주병은 초기에 통증 등의 자각증상이 없다. 이는 생활습관병과 공통되는 특징으로, 당뇨병이나 고지혈증 등도 초기에 자각증상이 없기 때문에 뒤늦게 발견되기 쉽다. 또한 자각증상이 있어도 때에 따라, 몸 상태에 따라 증상의 정도 등이 다르다는 것도 문제다.

게다가 치주병은 일정 속도로 전체에 걸쳐 천천히 진행되는 것이 아니라, 짧은 기간에 특정 부위에서 급속도로 진행되고 그 후 잠시 진정되는 식이다. 이를 몇 번이고 반복하면서 진행된다. 그러므로 진정되어 있는 기간은 당연히 치주병을 자각하기 어렵다.

치주병에 걸리면 입 냄새가 난다. 병이 진행되면 치아와 잇몸 사이에 틈치주낭이 생기고 그곳에 세균이 증식하는데, 치주낭이 깊어지면 고름이 나고 입 냄새가 더 심해진다. 입 냄새도 본인은 좀처럼 알아차리지 못한다. 만약 가족이나 지인들로부터 '입 냄새가 난다'는 이야기를 들었다면 치주병을 의심해 봐야 한다.

충치가 아니라도
일단 치과에 가라

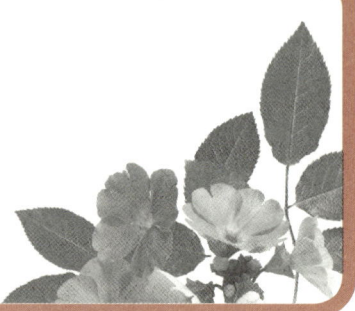

　독자 여러분 중에는 이미 치주병이나 충치 등으로 치아를 몇 개 정도 상실한 사람도 있을 것이다. 치아를 뽑을 위험 상황을 경험했던 사람들은 모두 "치아는 정말 소중합니다. 좀 더 빨리 치과에 가봤더라면 좋았을 걸 싶어요" 하고 입 모아 이야기한다.

　그렇다, 일단은 치과에 가보시라. 치아에 아무 문제도 없다고 생각하는 사람도 한 번쯤 치과에서 진찰을 받아 보자. 정도의 차이는 있지만 치주병을 앓고 있을 확률이 높다. 내가 아는 40대의 남성은 부인으로부터 최근 입 냄새가 심하게 난다는 이야기를 듣고 양치질 횟수도 늘리고 이도 공들여서 닦았다고 한다. 하지만 상태는 호전되지 않았고 결국 치과 진료를 받았다.

　"최근에 집사람이 입 냄새가 너무 난다고 해서요. 일단 치과에 와

본 겁니다."

"차가운 것을 먹으면 이가 시리거나 하지는 않으세요?"

"그러고 보니 윗니가 시리네요. 충치인가요?"

"일단 한번 보지요."

이런 대화 후에 엑스레이 촬영 등을 하고 진단이 나왔다.

"충치는 아닌 것 같습니다. 치주병이네요."

이분은 치주병이라는 말에 놀라 그 자리에서 바로 이렇게 물었다.

"나을 수 있는 건가요?"

"한 달에 한 번 정도 진료를 받고 가정에서 케어한다면 진행을 막을 수 있습니다. 그 밖에도 여러 치료가 있는데, 기본은 매일의 구강 케어지요."

그리고 치과에서는 치아 클리닝을 해주었다. 남자는 오랜 기간 침착되어 있던 프라그치면 세균막와 치석 등이 치료를 통해 제거된 후, 입 안이 확연히 청결해졌음을 느꼈다고 한다. 지금은 월 1회의 치과 진료를 습관화하고 있으며, 치과에서 클리닝을 하지 않으면 왠지 모르게 찝찝하다고 느끼기까지 한다.

아무리 양치질이나 치실로 치아를 깨끗이 관리해도, 치과의사나 치과위생사 등의 전문가에게 클리닝스케일링 또는 치근면의 치석을 제거하고 매끄럽게 만들어주는 잇몸치료인 루트플레닝을 받지 않으면 프라그가 석회화된 치석은 제거되지 않는다. 또 정기적으로 진료를 받으면 치주병뿐만 아니라 충치도 미리 발견하여 초기에 대응할 수 있다. '충치도 없는데 치과에 가본들 상대나 해주겠냐'고 생각하는 사람들이 있다면 걱정할 필요가 없다. 이제는 치과의 역할도 바뀌어 '충치나 치주병을 낫게 하는 곳'에서 '건강한 상태를 유지하는 곳'이라는 예방 치과 의료가 주류로 자리매김하고 있으니 말이다.

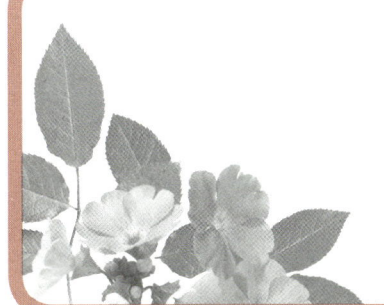

치아 클리닝이 병을 물리친다

'치과에 가는 건 괜찮지만 치주병이라는 진단을 내리고 갑자기 이를 뽑는 건 아닌지' 하고 걱정하는 사람이 있을지 모르겠다. 그런 점은 염려하지 않아도 좋다. 아무리 상태가 심해도 갑자기 이를 뽑거나 설명도 없이 어떤 외과수술을 하는 일은 없다.

치주병의 원인은 세균이다. 그래서 치과에서는 이 세균을 제거하거나 세균의 활동을 억제하기 위해 구강 내 환경을 청결히 유지하는 것을 첫째로 여긴다. 따라서 갑자기 치아를 뽑아 버리는 것이 아니라, 프라그나 치석 제거부터 시작한다. 그것에 더해 집에서 매일 하는 구강 케어가 얼마나 중요한지 설명해 준다.

프라그 컨트롤이라는 말을 들어보았을 것이다. 치주병 치료와 예방의 기본은 이 프라그 컨트롤인데, 프라그를 잘 제거하고 최대한 줄이는 것이 핵심이다. 프라그 컨트롤을 할 수 있으면 환부의 염증이 완화되고 치주낭도 얕아진다. 하지만 아무리 집에서 정성껏 철저히 프라그 컨트롤을 한다고 해도 치주낭에 들어간 프라그나 프라그가 석회화된 치석은 치과의사가 아니면 제거하지 못한다.

치주병의 예방과 치료는 집에서 매일 하는 적절한 케어와 치과의사가 실시하는 지도·클리닝_{치아 정기검진}, 이 두 가지가 병행되었을 때 비로소 효과적으로 이루어진다. 예방과 치료는 장기간에 걸쳐 이루어지고, 사람에 따라서는 죽기 직전까지 시행하는 경우도 있다. 하지만 이를 습관화해두면 다양한 병의 위험을 미연에 막아 건강하게 장수할 수 있다.

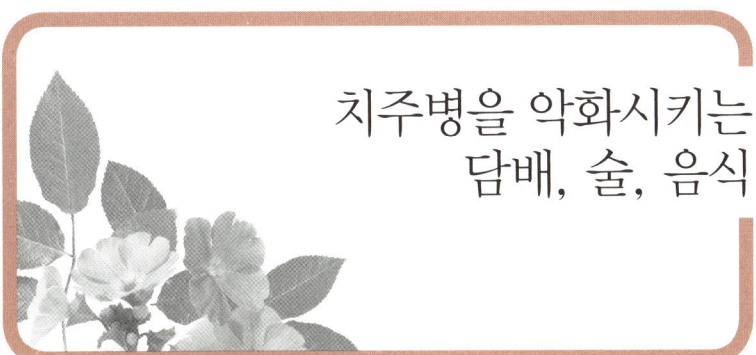

치주병을 악화시키는 담배, 술, 음식

치주병은 생활습관병이다. 오랫동안 지속해 온 좋지 못한 생활습관이 치주병을 일으킨다. 그러므로 치주병을 예방하고 개선하기 위해서는 무엇보다 생활습관을 고쳐야 한다. 수면부족이나 피로, 스트레스는 몸의 면역력을 떨어뜨리므로 치주병의 발병 위험을 높이고 진행을 촉진시킨다.

면역력이 높으면 치주병의 원인이 되는 치주병균의 증식을 억제할 수 있지만, 면역력이 저하되면 '잇몸의 염증 → 치아를 지지하는 치조골이나 치근막 파괴 → 치아 발치'와 같은 악순환에 빠지게 된다.

또한 과도한 스트레스는 타액의 분비를 감소시킨다. 타액에는 항균물질이 들어 있는데, 타액량이 줄어들면 치주병균이 활발히 활동한다. 타액의 중요성에 대해서는 뒤에서 상세히 설명할 것이니 여기에서는 스트레스가 치주병의 위험을 높인다는 사실만 기억하자.

흡연도 금물이다. 니코틴 등의 성분이 혈관을 수축시키므로, 구강 내의 혈류가 나빠지고 염증을 악화시키거나 손상된 치주조직의 회복을 방해한다. 또한 타액의 분비도 줄어든다. 최근의 조사에 의하면 흡연자가 치주병에 걸릴 위험률은 비흡연자에 비해 2~9배 정도 높다는 사실이 밝혀졌다. 이러한 위험률은 흡연량이 많을수록 높아진다. 게다가 혈관까지 수축하니, 겉으로는 잇몸의 염증이 보이지 않아 언뜻 치주병이 없는 것으로 여겨 심한 치주병을 간과해 버리는 경우도 많이 있다. 이렇듯 담배는 구강 건강에 백해무익하다.

과도한 음주 역시 삼가해야 한다. 술을 많이 마신 다음 날은 입 안이 바짝 말라 있지 않은가. 이는 알코올의 이뇨작용으로 수분이 몸 밖으로 배출되어 탈수 증상를 일으키기 때문이다. 그뿐만이 아니다. 술을 마시면 마음이 해이해져 자기 전에 양치질을 건너뛰는 등 구강 케어를 소홀히 하기 쉽다. 이런 점 또한 치주병을 진행시키는 요인이 된다.

구강 환경을 악화시키는 음식도 함께 알아두자. 우선 당분이 많은 것을 들 수 있다. 당분은 치주병균의 에너지원이 되므로, 먹으면 균의 증식을 돕는 꼴이 된다. 게다가 당분은 프라그를 산성화시켜 치아의 법랑질을 녹인다. 케이크나 스낵 등, 부드러워서 먹었을 때 찌꺼기가 치아에 잘 붙는 음식도 피하는 것이 좋다. 이런 것을 먹은 후에는 음식물 찌꺼기가 남지 않도록 양치질을 꼼꼼히 해야 한다.

이렇게 보면 새로운 것이나 특별한 것은 아무것도 없다. 위에서 말한 생활습관을 조심하면 치주병뿐만 아니라, 몸의 건강도 유지할 수 있음을 충분히 이해할 것이다. 한마디로, 구강의 건강을 유지하면 결과적으로 몸도 건강해진다.

일본은 '구강 케어 후진국'

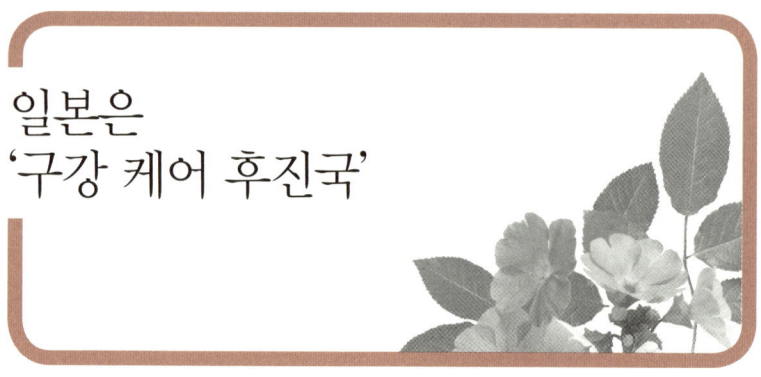

독자 여러분 중에 하루에 한 번도 양치질을 안 하는 사람은 없을 것이다. 실제로 현재 일본인 가운데 이를 닦지 않는 사람은 거의 없다. 후생노동성의 조사에 따르면 하루 세 번 이상 이를 닦는 사람은 약 20%, 두 번은 약 50%, 한 번은 30%에 조금 못 미치며, 가끔 닦거나 양치질을 하지 않는 사람은 5%도 안 된다고 한다. 그럼에도 불구하고 치주병은 줄어들지 않고 치아를 상실하는 사람 또한 끊이지 않는다.

그렇다면 구강 케어의 방법에 문제가 있는 것은 아닐까?

이번 장의 도입부에서 이야기한 8020 캠페인, 이것을 이미 달성한 곳이 바로 스웨덴이다. 스웨덴인은 80세 평균 잔존 치아 수가 20개일 정도로 구강이 건강하다. 그러나 이러한 스웨덴도 약 30년 전에는 지금의 일본과 별반 상황이 다르지 않았다고 한다. 그러다가 1970년대 중반부터 국가적 차원에서 적극적으로 '예방 치과'를 홍보하고 격려함으로써 치아 케어의 중요성을 국민에게 인식시켜 지금과 같은 구강 건강국이 된 것이다. 현재 스웨덴 국민의 치아 정기검진 수진율은 80%가 넘는다.

미국 역시 구강 케어 선진국으로 알려져 있는데, 일본과 미국의 잔존 치아 수를 비교한 조사를 살펴 보면 그 차이가 확연하다. 65세 이상을 두고 보았을 때 미국은 17.2개인 것에 비해 일본은 12.8개에 불과하다.

앞서 치주병의 예방 및 치료를 위해서는 매일의 적절한 케어와 치과의 정기검진이 필요하다고 설명했다. 치과의 정기검진은 일단 전문의에게 진료를 받으면 끝나지만, 제대로 된 매일의 구강 케어를 하기 위해서는 올바른 지식이 필요하다.

하루 한 번이라도 좋으니 5분 이상의 양치질을!

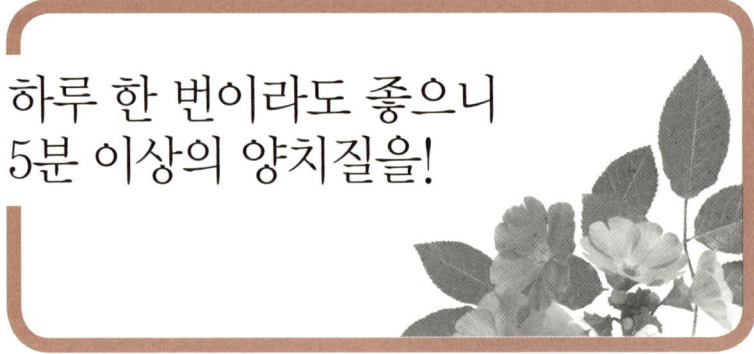

'3·3·3 운동'에 대해 알고 있는가? 양치질은 하루 세 번, 식후 3분 이내에 3분간 실시하는 것이 바람직하다는 것이다.

하지만 최근에는 치주병의 원인인 프라그가 치아 표면에 부착하는 데 8시간 정도가 걸린다는 것이 밝혀졌기 때문에, 양치질을 꼭 식사 후 3분 이내에 할 필요는 없다는 인식이 퍼지고 있다.

게다가 요즈음은 정성껏 양치질을 한다면 양치질의 횟수는 하루 한 번도 괜찮다는 것이 치과의사들의 일반적인 의견이다. 이는 프라그가 완전히 제거되면 다시 증식하는 데 24시간 이상 걸린다는 사실이 확인되었기 때문이다.

이 한 번의 양치질은 취침 전이 좋다고 한다. 수면 중에는 타액의 분비량이 저하되어 프라그가 성장하기 쉬운데, 취침 전의 양치질로

프라그의 성장을 억제할 수 있다. 이러한 원리에서 보면 아침에 일어났을 때의 양치질도 효과적이라 할 수 있다. 타액의 분비 저하로 밤새 성장해 버린 프라그를 일제히 제거할 수 있으니 말이다.

　매일 식후 양치질하는 것은 좋은 습관이며, 현재 그렇게 하고 있는 사람은 앞으로도 계속하길 바란다. 하지만 하루 한 번은 프라그를 완전히 제거하는 양치질이 필요하다. 5분 이상, 가능하다면 10분 정도 시간을 들여서 이를 닦자. 잘 생각해 보면 바르고 정성스러운 양치질은 3분으로는 끝나지 않는다. 자신의 양치질에 걸리는 시간을 한 번 측정해 보라.

　참고로 대부분의 사람들이 사용하는 치약에는 사용 시 주의해야 할 사항이 있다. 치약에는 기본 성분으로 발포제, 보습제, 연마제, 향미제 등이 들어 있는데, 이것들은 이를 닦는 데 도움이 되지만 자칫 양치질이 완벽하게 되지 못하는 원인이 될 수도 있다.

　치약을 사용하면 향미제의 영향으로 입 안이 상쾌해진다. 그러면 구석구석까지 이를 닦지 않았는데도 상쾌한 기분을 느끼기 때문에 양치질을 다한 듯한 느낌이 든다. 또 발포제의 작용으로 입 안에서 거품이 나는데, 입 안에 거품이 가득하면 빨리 입을 헹구고 싶지 않은가. 입을 헹군 후 다시 칫솔질을 하면 괜찮지만 그대로 끝내 버리면 역시 여기서도 양치질이 미흡한 부분이 발생하고 만다.

　양치질을 할 때 치약을 사용한다면 소량만 쓰도록 하자. 많아도 칫솔모 부위의 2분의 1 정도면 충분하다. 조금 적은 듯 사용하면 더욱 칫솔질에 전념할 수 있다. 양치질을 함에 있어 치약은 어디까지나 보조적인 것임을 잊지 말자.

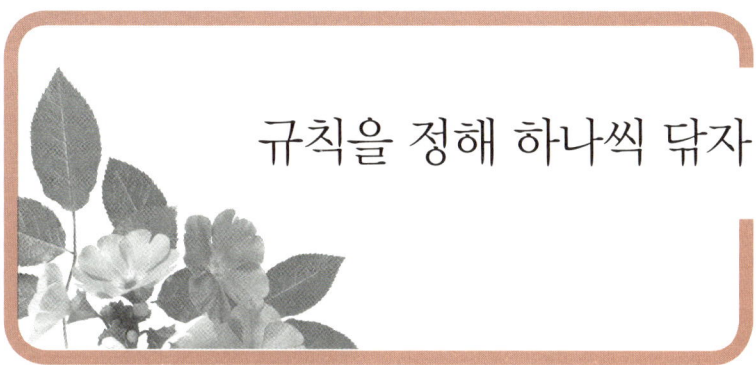

규칙을 정해 하나씩 닦자

우리는 철이 들 무렵부터 양치질을 해왔고, 그 일련의 행동은 이미 습관처럼 몸에 배어 있다. 그렇기 때문에 잘 닦고 있다고 생각해도 실제로는 양치질이 제대로 이루어지지 않는 경우가 종종 있다. 텔레비전 등에서 치석 염색제를 사용한 치아 청결도에 대한 실험을 자주 볼 수 있는데, 대부분의 사람들이 양치질을 한 후에 새빨간 자신의 치아_{치석이 덜 제거되었을수록 붉은 색을 띰}를 보고는 깜짝 놀란다.

대개 양치질이 제대로 안 되는 부분은 정해져 있다. 치아와 치아의 틈새, 치아가 맞물렸을 때 틈이 생기는 부분, 치아와 잇몸의 경계 등이 그 같은 부분이다. 치아 표면을 혀로 만져 보았을 때 매끈거린다고 해서 무조건 양치질이 완벽하게 끝난 것은 아니라는 뜻이다.

완벽한 양치질을 하기 위해서는 이를 닦는 순서를 정해 놓는 것이 좋다. 가령 바깥쪽 치아부터 안쪽으로 가는 순서로 닦고 마지막에 이가 맞물리는 부분을 닦는 등, 어쨌든 하나씩 차례로 닦는 것이 중요하다. 이렇게 제대로 꼼꼼히 닦다 보면 적어도 5분은 소요된다.

다만 힘을 너무 세게 줘서는 안 된다. 이를 깨끗이 닦으려는 마음에 너무 세게 문질러 닦으면 오히려 잇몸이나 치아의 뿌리 부분을 손상시킬 수 있다. 칫솔을 사용한 지 일주일 정도만 지나도 칫솔모 끝이 벌어지는 사람들은 과도하게 힘을 주는 것은 아닌지 의심해 봐야 한다.

특히 전동칫솔을 사용하는 사람들은 각별한 주의가 요구된다. 전동칫솔은 치아에 갖다 대기만 해도 그 효과를 발휘하므로, 과도하게 밀착시켜 사용하면 치아 표면을 깎아버리게 되어 이른바 지각과민치아, *약간의 신 과일 또는 찬 음료수 등을 먹거나 마실 때마다, 치아가 시린 증상이 나타나고 그 증상이 오래 지속되거나 심한 경우*의 원인이 될 수도 있다.

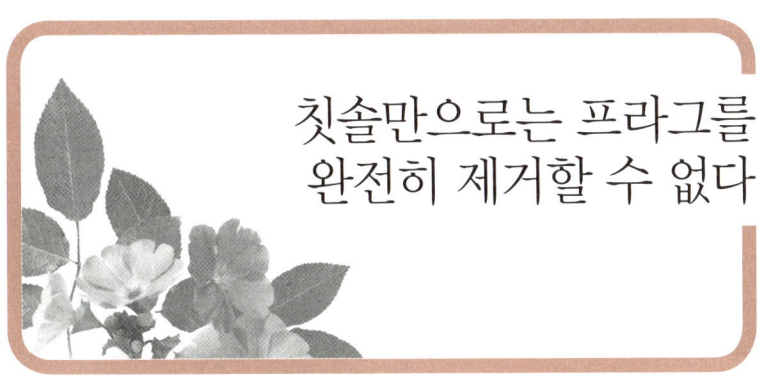

칫솔만으로는 프라그를 완전히 제거할 수 없다

양치질이 완벽히 되지 않는 부분 중 하나로 '치아와 치아 사이'가 있다. 여기는 칫솔만으로는 해결할 수 없는 부위다. 그러므로 치실이나 치간 칫솔을 병용하길 권한다.

치실 사용은 치아와 치아 사이가 잇몸으로 메워져 있는 경우에 적합하다. 잇몸을 상처 내지 않도록 치아와 치아 사이에 넣어 치아 면에 맞추어 위아래로 몇 번 움직이면 된다. 홀더가 달린 것이 편리하다.

치간 칫솔은 치아와 치아 사이가 보이는 경우나 교정 장치의 틈새 청소 등에 사용한다. 틈새에 맞춰서 사이즈를 선택하고, 잇몸에 상처를 내지 않도록 치아 사이에 잘 넣어 앞뒤로 천천히 움직이면 된다.

치실이나 치간 칫솔을 사용하는 사람은 아직 30% 정도에 그치고 있어 사용률을 더욱 높일 필요가 있다. 칫솔을 이용한 양치질로 제거가 가능한 프라그는 50~70% 정도이며, 여기에 치실이나 치간 칫솔을 병행하면 약 90%를 제거할 수 있다. 나이가 들면서 잇몸이 약해지면 당연히 치아와 치아 사이가 벌어진다. 그 틈새에 음식물 찌꺼기 등이 끼여 방치되면 점차적으로 세균이 증식해 치주병이 생길 수 있다. 식후에 이쑤시개로 치아 사이에 끼인 음식물을 제거하는 것만으로는 부족하다.

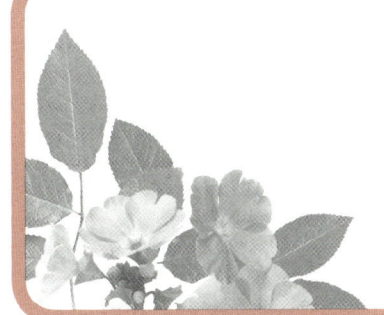

중장년이야말로 전동칫솔을 쓰자

　현재 많은 전동칫솔이 시판되고 있다. 이미 사용하고 있는 사람들도 많을 것이다. 전동칫솔의 이점으로는 양치 시간을 단축할 수 있다는 점과 치아 표면에 갖다 대기만 하면 되니 양치 결과에 개인차가 별로 없다는 점을 들 수 있다. 따라서 아래 사항에 주의한다면 전동칫솔은 권장할 만하다.

- 전동칫솔을 쓴다고 해서 무조건 양치질이 완벽히 되는 것은 아니다. 순서에 따라 하나씩 정성껏 닦도록 한다.
- 치아와 치아 사이는 치실이나 치간 칫솔을 사용한다.
- 양치질을 너무 과하게 하면 치아 표면이 깎여 나갈 염려가 있으므로 제품설명서에 표시된 시간을 넘기지 않도록 한다. 연마제

가 들어 있지 않은 액상치약을 사용하는 것도 하나의 방법이다.
- 습기가 많은 욕실에서 전자기기인 전동칫솔로 양치질을 하면서 다른 일을 하는 것은 감전의 위험이 따르므로 삼가해야 한다.
- 체내 삽입형 의료용 전자기기를 사용하고 있는 경우에는 의사와 상담한 후 사용해야 한다.

고령자일수록 전동칫솔을 사용해야 한다고 주장하는 전문가도 있다. 이는 다음과 같은 이유에서 의미 있는 일이라 생각된다.

- 나이가 들면 본인의 의지와는 상관없이 손끝의 움직임이 무뎌져서 젊었을 때처럼 자유자재로 칫솔을 움직이기가 어려워진다.
- 뇌경색 등으로 손가락의 움직임에 지장이 생겨 전동칫솔을 사용하게 되는 경우, 처음에는 그 진동이나 빠른 움직임에 적응하지 못하고 그만두는 경우가 있다. 하지만 그런 사람일수록 일반적인 양치질이 불가능하므로 더욱 전동칫솔을 사용해야 한다.
- 치아 배열이 좋은 젊은 시절에는 칫솔질도 쉽지만, 치아가 빠지는 등의 손상으로 구강 환경이 바뀌면 칫솔질을 꼼꼼히 하기 어려운 부분이 많이 생긴다.

전동칫솔 사용을 검토하고 계신 분들은 이상과 같은 주의사항을 반드시 유념하기 바란다.

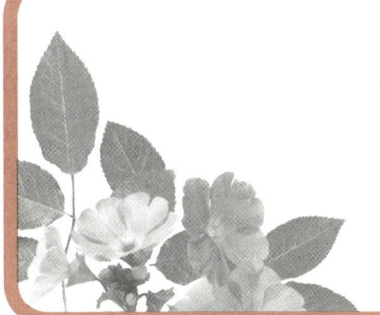

치주병이 초래하는 무서운 질환

 이상과 같은 매일의 케어와 정기적인 치과 검진을 통해 자신의 치아를 지키면 건강하게 장수할 확률도 높아질 것이다. 치주병이 무서운 것은 단순히 치아가 빠지는 원인이 되기 때문만은 아니다. 치주병은 QOL Quality of Life, 삶의 질을 현저히 떨어뜨리는 질환이며, 직접적으로 죽음을 부르는 병의 요인이 되기도 한다.

■ **당뇨병과 치주병**

 일본의 당뇨병 환자는 잠재 환자를 포함해 약 1,600만 명이 있다. 당뇨병에 걸리면 시력상실과 신장병, 심장질환 등 다양한 합병증이 발병하는 것으로 알려져 있다. 예전에는 치주병도 당뇨병의 합병증 가운데 하나로 인식되었으나, 최근 치주병이 당뇨병에 영향을 준다는 사실이 밝혀졌다.

당뇨병 환자의 사인과 치주병의 관련성을 조사한 미국의 연구에서, 치주병을 앓고 있지 않은 사람과 가벼운 치주병을 앓고 있는 환자의 사망률이 1,000명당 3.7명인 데 비해, 중간 정도의 치주병인 경우에는 19.6명, 심한 치주병을 앓는 경우에는 28.4명이라고 보고된 바 있다.

치주병이 악화되면 인슐린저항성_{인슐린이 효과를 발휘하기 어려운 상태}이 증대하고 혈당치 조절이 어려워진다. 반대로 치주병을 개선하면 혈당치 조절도 개선된다.

■ 동맥경화와 치주병

'사람의 수명은 혈관의 수명'이라는 말이 있다. 이 혈관 수명을 단축시키는 요인 중 하나가 동맥경화다. 동맥경화가 진행되면 뇌경색이나 심근경색, 협심증을 일으키며, 죽음은 면할지라도 마비가 오는 등 삶의 질이 현저히 떨어진다.

치주병이 진행되면 치주낭 등으로부터 치주병균이 혈액으로 들어간다. 이것이 혈관을 통해 온몸으로 운반된다. 혈관의 벽에 부착된 치주병균에 대해 면역반응이 일어나고 그 결과, 혈관벽이 두꺼워지거나 혈전_{혈관 속에서 피가 굳어진 덩어리}이 만들어진다. 그리고 그것이 동맥경화를 일으키는 원인이 된다.

■ 감염성 질환과 치주병

치주병균이 몸의 여러 곳으로 가면서 감염증을 초래하기도 한다. 타액 등에 들어 있는 균이 잘못되어 기관지를 통해 폐로 가면서 발생하게 되는 흡인성 폐렴이 그 대표적인 예이다.

또 장애가 있는 심장판막에 세균이 부착하여 증식함으로써 발병하는 세균성 심내막염도 치주병균이 하나의 원인이라는 사실이 밝혀졌다.

게다가 위궤양을 일으키는 피로리균은 입 안에도 존재하는 것이 확인되었다. 이 피로리균은 치주병의 진행과 연관되어 구강 내에서의 발생률이 높아진다. 이러한 사실들로부터 질병과 치주병과의 관계를 유추할 수 있다.

■ 조산 · 저체중아 출산과 치주병

조산 · 저체중아 출산이란, 임신 24주 이상 37주 미만, 혹은 체중이 2.5kg 미만의 아이를 출산하는 것을 말한다. 2001년 미국에서 실시한 치주병과 조산 · 저체중아 출산과의 관계를 조사한 연구에 따르면 조산 · 저체중아 출산을 한 어머니가 가진 치주병균의 양이 그렇지 않은 사람에 비해 4~7배는 많았다는 보고가 있다. 반대로 치주병 케어를 통해 조산 · 저체중아 출산의 위험이 줄어든다는 보고도 있다.

임신 중에는 치주병에 걸리기 쉽다. 호르몬 균형의 변화나 간식 증가, 입덧 때문에 구강 케어를 충분히 하지 못하는 등의 이유 때문이다. 임신 중의 흡연이나 음주가 조산·저체중아 출산의 위험을 높인다는 것은 잘 알려져 있지만, 치주병도 그 위험인자라는 점은 잘 알려져 있지 않다. 치주병이 흡연이나 음주보다도 그런 위험을 더 높인다고 주장하는 연구자도 있다.

■ 골다공증과 치주병

골다공증과 치주병의 관계에 관한 연구도 있다. 골다공증은 폐경 후의 여성들에게서 주로 흔히 나타나는데, 이 때문에 골절상을 입기도 쉬워 몸을 움직이지 못하고 누워만 지내게 되기도 한다.

골다공증이 진행되면 치조골의 골밀도가 떨어지고 치주병이 더욱 가속화된다. 거꾸로 치주병으로 인해 균형 잡힌 식사를 하지 못하면 골다공증이 더 악화된다. 치주병과 골다공증은 다른 질환과 마찬가지로 상관관계에 있다고 하겠다.

■ 다양한 질환과 치주병

그 밖에 치주병과의 관련이 의심되는 질환으로 관절류머티즘이 있다. 관절류마티즘은 적절한 치주병 치료를 통해 부종이나 통증 등의 증상이 완화되었다는 보고가 있다. 또한 손발의 혈관에 혈전이 생기는 질환으로 흡연자들에게 많이 발병하는 버거씨병Buerger's disease, 폐쇄성 혈전혈관염이라고도 함이나 신장염 등도 치주병과의 연관이 의심되는 질환이다.

이것만은 기억하자

- 치아가 많이 빠질수록 뇌의 노화가 진행된다.

- 남아 있는 치아의 개수가 줄어들수록 뇌의 용적이 작아진다.

- 치아가 많이 남아 있는 사람일수록 의료비가 적게 들고 건강하다.

- 치아가 빠지는 원인은 노화가 아니라 치주병이다.

- 치주병은 당뇨병이나 동맥경화 등의 원인이 되기도 하며, 그 진행을 가속시킨다.

- 65세 이상인 사람의 잔존 치아 수를 비교해 본 결과 미국은 17.2개이고 일본은 12.8개이다. 이 차이는 구강 케어에 대한 의식의 차이에서 비롯되었다.

- 입 냄새가 난다는 이야기를 들었다면 치주병에 걸렸을 확률이 높다.

- 충치 등이 없어도 일단은 치과에 가보아야 한다.

- 정기적인 치아 클리닝은 치주병뿐만 아니라, 다양한 질병을 예방한다.

- 흡연, 음주는 치주병의 위험을 높인다.

- 하루 한 번이라도 좋으니 5분 이상 양치질을 해야 한다.

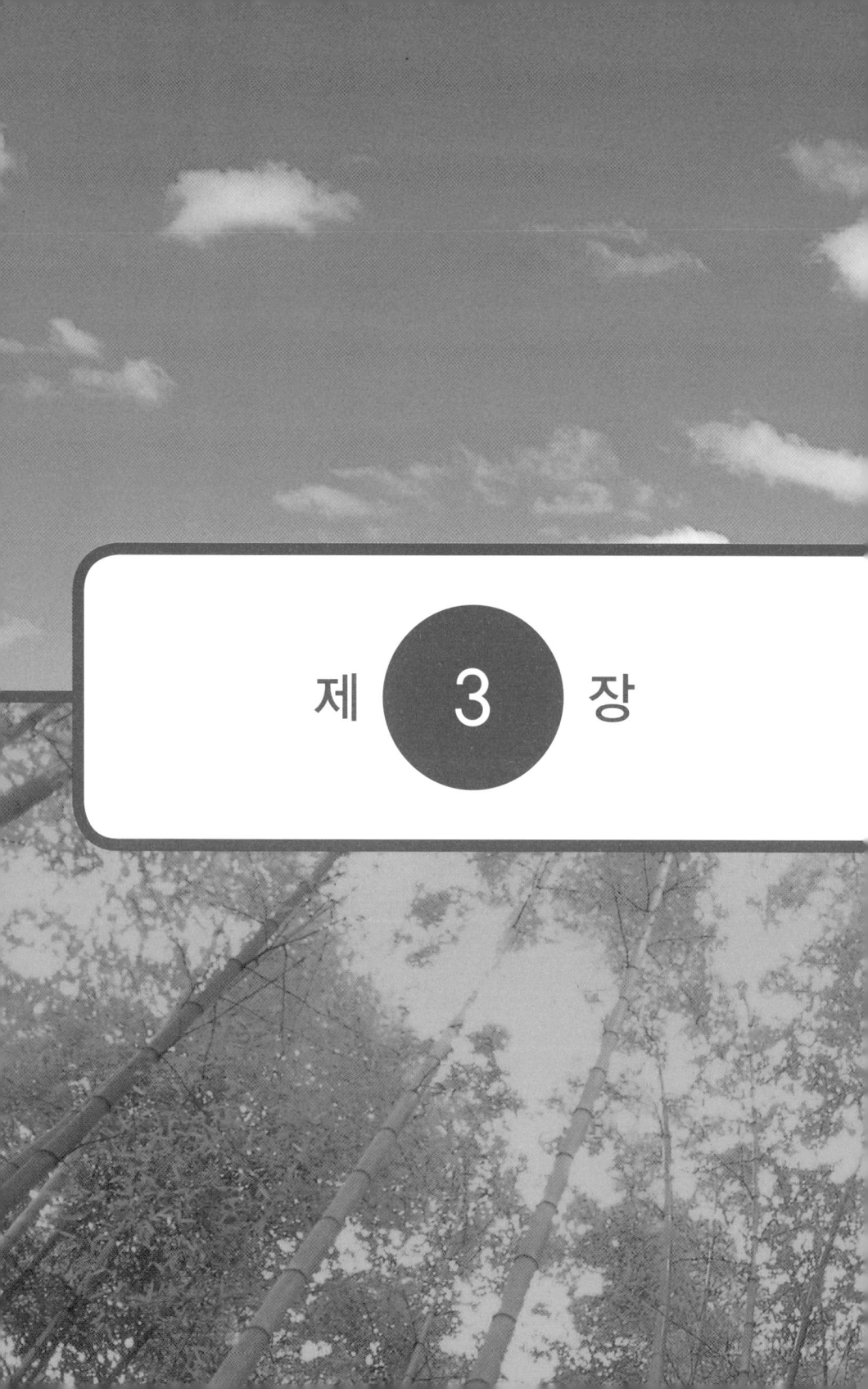

제 3 장

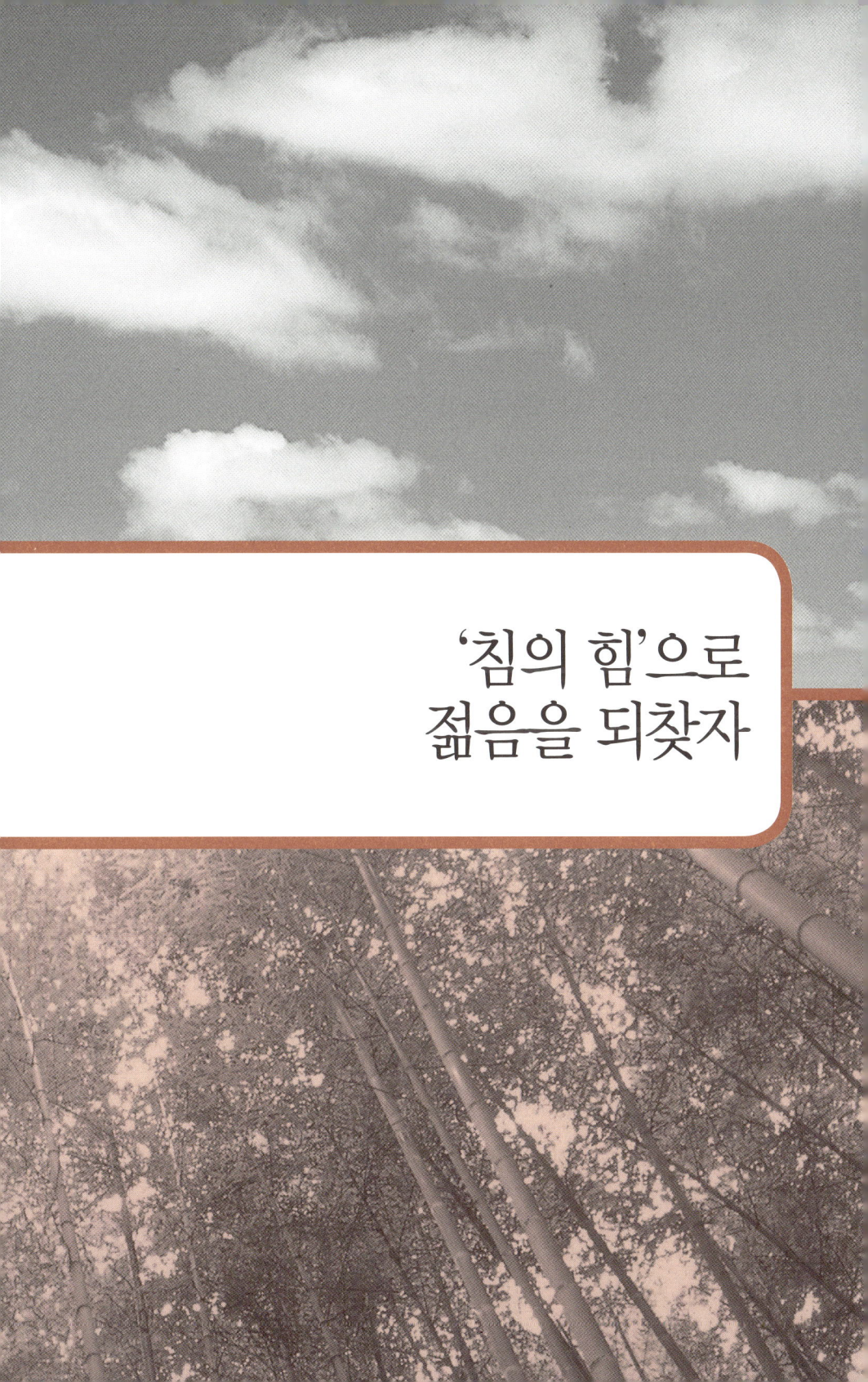

'침의 힘'으로 젊음을 되찾자

입 안을 촉촉하게 해줄 뿐만 아니라 강력한 항균작용과 함께 젊음을 지켜주는 묘약인 '타액'. 나이를 먹어도 젊고 건강하게 생활하기 위해서는 '침의 힘'을 유지하는 것이 중요하다. 타액량이 적은 구강건조증 환자와 건강한 사람 간의 타액량 및 산화스트레스를 비교한 연구가 있다. 결과는 예상대로였다. 구강건조증 환자가 더 많은 산화스트레스를 받고 있었다.

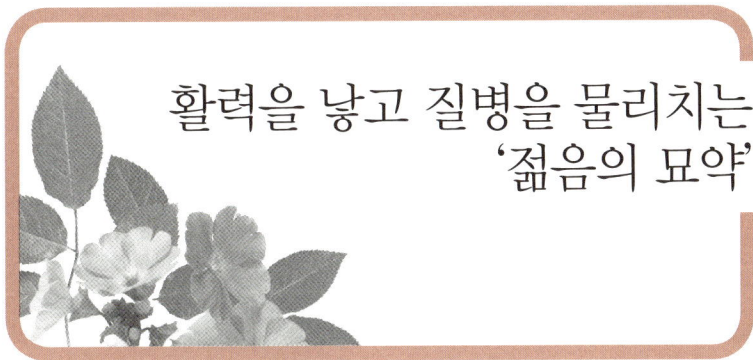

활력을 낳고 질병을 물리치는 '젊음의 묘약'

　제1장에서 보았듯이 씹는 힘을 유지하는 것은 건강하게 장수하는 데 매우 중요하다. '씹는 힘'과 '침의 힘' 두 가지를 향상시켰을 때 비로소 구강의 건강을 지킬 수 있고, 나아가 몸과 마음의 건강이 유지된다.

　타액은 노화를 진행시키는 활성산소를 퇴치하는 물질을 다량 포함하고 있다. 또 병원균을 퇴치하는 물질도 포함하고 있어 면역력을 크게 높여 준다. 이번 장에서는 이처럼 놀랄만한 타액의 힘에 대해 소개하도록 하겠다.

　타액에는 노화를 방지하고 젊어지게 하는 작용을 가진, 즉 항산화 효과를 지닌 물질이 들어 있다. 현재 노화의 원인은 크게 나누어 '세포의 산화', '유전적 요인', '호르몬 균형의 변화' 이렇게 세 가지로 설명되고 있다.

세포의 산화란, 활성산소 등의 프리래디컬Free radical, 하나 또는 그 이상의 대칭이 없는 전자를 가진 원자 또는 분자. 래디컬은 열분해, 광분해, 산화 환원반응, 전자이동 등으로 생성되고 일반적으로 불안정함이 세포를 산화시켜 버리는 것을 말한다. 산화란 쉽게 말해 녹이 스는 것이다. 철에 녹이 슬듯이 인간의 세포도 녹이 스는데, 이것이 노화의 주요 원인 중 하나로 알려져 있다. 그러므로 가급적 녹을 방지한다면 그만큼 젊은 육체를 유지할 수 있다고 말할 수 있다. 인체가 녹스는 것을 방지하고 회복시키는 물질로는 항산화물질이 있다.

유전적 요인이란, 다양한 병에 관련된 유전자가 우리 몸과 연관되어 노화가 진행되는 것을 말한다. 암이나 당뇨병 등의 생활습관병에는 각각에 관련된 유전자가 있다. 이들 유전자의 발현을 억제할 수 있다면 병에 걸리지 않고 건강하게 장수할 수 있다.

호르몬 균형의 변화는 성장호르몬이나 성호르몬 등의 분비 저하로 인해 진행되는 노화이다.

이러한 노화의 세 가지 원인 중에서 세포의 산화는 타액과 깊은 관련이 있다. 타액이 활성산소와 프리래디컬을 제거하는 물질인 항산화물질을 함유하고 있음이 밝혀졌기 때문이다. 타액에 들어 있는 다양한 항산화물질 중 대표적인 것으로 '코엔자임 Q10'을 들 수 있다. 건강보조제나 화장품으로도 많이 소개되어 친숙할 것이다. 원래 코엔자임 Q10은 체내에서 만들어지는 조효소효소와 결합하여 효소반응을 돕는 물질로서 세포에 에너지를 주며 강한 항산화작용을 한다.

코엔자임 Q10을 비롯한 타액 내의 항산화물질은 타액의 분비량과 비례하여 그 양이 증가한다. 따라서 타액량이 풍부하면 암이나 생활습관병에 걸릴 확률이 낮다. 참고로 타액량이 적은 구강건조증 환자와 건강한 사람 간의 타액량 및 산화스트레스를 비교한 연구를 살펴보자. 산화스트레스란 몸이 얼마나 녹슬어 있는지를 뜻하는데, 결과는 예상대로였다. 구강건조증 환자가 더 많은 산화스트레스를 받고 있었다.

타액은 젊음의 척도

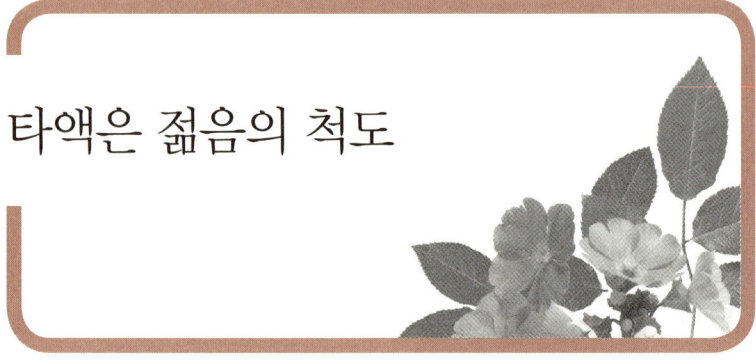

　DHEADehydroepiandrosterone라는 호르몬이 있다. 다양한 호르몬의 원천이 되는 호르몬인데, 부신에서 분비된 DHEA는 혈액을 통해 남성호르몬인 테스토스테론이나 여성호르몬인 에스트로겐 등으로 변환된다. 이러한 DHEA는 인체에 다양한 작용을 한다. 면역력 향상, 스트레스에 대한 저항력 증강, 동맥경화와 골다공증 억제, 체지방 감소, 피부 윤기와 탄력 개선, 의욕 증강 등이다.

　DHEA는 20세 즈음을 정점으로 분비량이 줄어들어 80세 정도가 되면 가장 많던 시절의 10%에서 20% 정도까지 감소한다고 한다. 이런 점 때문에 DHEA는 노화에 깊이 관련된 호르몬으로 알려져 있다. 실제로 한 연구에 따르면 DHEA의 분비량이 많은 사람일수록 장수한다는 결과가 나왔다. 그 작용을 보면 확실히 알 수 있듯이 DHEA

의 분비량이 줄어들면 당연히 다양한 감염증에 걸리기 쉬워지며 암이 발병할 확률이 높아진다.

특히 DHEA와 스트레스 간의 관련성이 주목을 받고 있는데, 스트레스가 적은 사람일수록 DHEA량이 많다고 한다. 50대 후반의 나이인 필자도 1년 전쯤 DHEA량을 측정해 보았는데, 40대의 수치가 나와 스트레스 조절이 나름 잘 되고 있음을 확인하고 안심했던 경험이 있다. 과도한 스트레스는 심신의 건강을 해치는 요인이며, 노화를 앞당긴다. 스트레스를 잘 조절하고 가급적 DHEA가 많이 분비되도록 하는 생활방식은 건강하게 장수하는 지름길이다.

우리의 연구에서는 DHEA의 양이 많은 사람은 타액량도 많다는 결과가 나왔다. 즉, 타액이 풍부한 사람은 그만큼 젊다고 할 수 있다.

알려지지 않은 타액의 능력

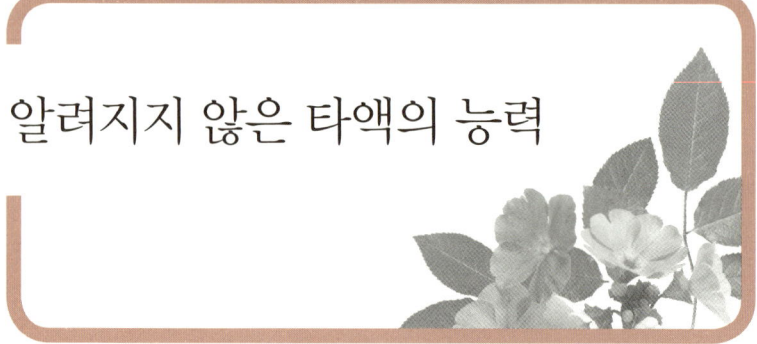

　우리가 불편 없이 식사를 하고 대화를 나눌 수 있는 것은 타액 덕분이다. 만약 타액이 없다면 음식물을 잘 삼킬 수도, 목소리를 제대로 내기도 어렵다. 이처럼 입 안을 촉촉하게 만드는 타액의 역할은 여기에 그치지 않는다. 타액은 우리가 건강을 유지하는 데 매우 중요한 역할을 한다. 그 역할은 크게 '소화작용', '항균작용', '점막보호작용', '점막수복작용', '치아 보호 및 재석회화작용' 이렇게 다섯 가지로 나뉜다.

■ **소화작용 – 입은 최초의 소화기**
　입은 어엿한 소화기이다. '먹고 마시는' 행위는 체내에 이물질을 넣는 행위이다. 머리카락이 입 안에 들어가면 바로 감지하듯이 입은 매우 예민한 감각을 가진 소화기이기도 하다. 소화기의 일부로서 외부로부터 들어오는 이물질을 감지하고, 이물질이 아닌 경우는 씹고 부수어서 작게 만든 후 위와 장으로 보낸다.

그런데 이 같은 과정은 단순히 음식물을 작게 만드는 효과만 있는 것이 아니다. 타액에 들어 있는 소화효소 아밀라아제는 밥이나 빵 등의 전분질을 분해하여 당으로 바꾼다. 리조팀lysoteam, 계란 흰자에서 발견된 세균 용해성 효소로서 세균의 세포벽 중에 다당을 사멸시키는 작용을 함은 단백질과 지방을 분해하여 흡수하기 쉬운 형태로 바꾸어 준다.

잘 씹어서 음식물이 작아질수록 아밀라아제 등의 물질과 섞여 입 안에서의 소화 활동이 활발해진다. 그러면 자연히 위와 장에서의 소화 활동이 경감되어 위장의 부담이 줄어든다.

'역류성 식도염'이라는 병을 들어본 적이 있을 것이다. 위의 내용물과 위산이 식도로 역류하기 때문에 생기는 식도의 염증을 가리키는 말로, 심한 속쓰림을 동반한다. 역류성 식도염 환자들은 대개 타액량이 적다고 보고된 사실에서도 알 수 있듯이, 최초의 소화기인 입이 제대로 기능하지 않는 것이 이 병의 원인 중 하나인 것이다.

더 나아가 타액은 연하嚥下, 삼키는 행위도 조절한다. 식사 중 입 안의 상태를 보면 연하 직후에는 타액량이 최소가 된다. 그 후 음식물을 입에 넣으면 점점 타액량이 증가하여 타액량이 최대치에 도달했을 때 연하가 유발된다. 그러므로 타액량이 충분하지 않으면 음식물을 삼키는 행위도 원활할 수 없다.

■ 항균작용 – 풍부한 타액으로 병 모르고 산다

　항균작용을 담당하는 물질로는 면역글로불린, 리조팀, 페르옥시타제, 아밀라아제, 락토페린, 히스타틴, 시스타틴, 디펜신, SAG타액응집소 등이 있다. 각각에 대한 상세한 설명은 생략하겠지만, 타액에 이렇게 많은 항균물질이 포함되어 있다는 사실은 기억해 두자. 뭔가 굉장한 항균능력을 가지고 있을 것 같지 않은가?

　이들 항균물질은 외부에서 침입하는 병원균으로부터 몸을 방어해 준다. 나이가 들면 대개 타액의 분비가 줄어든다. 그 결과 항균작용이 원활히 이루어지기 어렵고, 입 안의 위생 상태를 제대로 유지하지 못하게 된다.

　앞에서 흡인성 폐렴에 대해 이야기한 바와 같이 결국 이 병에 걸리는 큰 원인 중 하나는 타액량의 저하이다. 본래 입 안에서 죽었어야 하는 균이 잘못하여 폐로 들어가면서 병에 걸리는 것이다.

　고령자는 흡인성 폐렴 외에도, 젊은 사람들에 비해 다양한 질병에 걸리기 쉽다. 독감이 유행할 때 사망하는 이들은 대개 고령자나 영유아다. 몸 전체의 면역력이 떨어져 있는 것도 큰 요인이지만, 타액량의 저하로 인해 항균작용이 제대로 이루어지지 못하는 것도 원인 중 하나라 하겠다.

■ 점막보호작용 – 위장의 부담을 줄인다

　자극적인 것이나 뜨거운 음식을 먹을 때에는 타액에 들어 있는 무틴mutin, 연근, 토란, 오크라 등에 들어 있는 끈적거리는 점액성분으로 당과 단백질의 복합체이라는 물질이 구강점막이나 목구멍, 식도 등이 손상되지 않게 보호하는 역할을 한다. 무틴은 기름 상태의 끈적거리는 물질로 기관지나 위장 등의 소화관, 생식선, 눈 등의 점막 표면에 존재한다.

눈물에도 무틴이 있다. 눈물은 무틴층, 물층, 기름층의 3층 구조로 되어 있는데, 무틴층이 파괴되면 심한 안구건조증이 유발되어 눈의 통증이나 심한 피로에 시달린다. 위도 무틴으로 덮여 있다. 그 덕분에 강한 산성인 위산에 노출되어도 음식물만 녹고 위 자체는 녹지 않는 것이다. 게다가 무틴은 점막에 윤기를 주고 손상을 방지하므로, 위궤양이나 위염을 예방하고 회복을 돕는다. 그뿐 아니라 코의 점막을 튼튼하게 하여 감기 등의 감염증에 잘 걸리지 않도록 돕는 작용이 있다. 낫토나 오크라, 참마, 참피나무, 나도팽나무버섯 등 끈적이는 음식이 몸에 좋다고 하는 이유도, 이들 식품에 무틴이 많이 들어 있기 때문이다.

■ 점막수복작용 – 풍부한 타액은 뇌의 노화를 방지한다

타액에 들어 있는 상피성장인자 EGFEpidermal Growth Factor와 신경성장인자 NGFNerve Growth Factor가 점막수복작용을 담당한다. 이것들이 상처를 낫게 하는 작용을 한다는 사실은 이미 동물실험으로 증명되었다.

생쥐의 등에 상처를 내고 그 치유 과정을 관찰하는 실험에서, 단

독으로 사육된 생쥐와 여러 마리와 함께 사육된 생쥐의 비교 결과 여러 마리와 함께 사육된 생쥐의 상처가 빨리 회복되었다. 등의 상처를 서로 핥아 주었기 때문이다.

또한 혀에 상처를 내고 침샘을 적출한 생쥐의 실험에서는 치유 속도가 늦어짐을 발견할 수 있었다. 그리고 이 생쥐에게 EGF를 투여했더니 빨리 나았다는 보고도 있다. 과거에 종종 '칼에 베이거나 작은 찰과상이 생기면 침 발라두면 낫는다'는 말을 들은 적이 있는데, 단순히 일시적으로 안심시키기 위한 말은 아니었나 보다.

NGF는 말 그대로 신경세포의 수복을 촉진시키는 작용을 가진 물질이다. 뇌신경의 기능회복을 돕는 작용으로 알츠하이머병이나 치매의 예방 및 개선에 효과가 있는 것으로 기대되어 큰 주목을 받고 있다. NGF는 타액에 들어 있으며, 타액을 통해 온몸을 돌아다닌다고 한다. 따라서 씹는 힘이 저하되어 타액 분비가 줄어들면, 뇌세포의 수복이 어려워지고 뇌의 노화도 진행된다고 생각할 수 있다.

■ **치아의 보호·재석회화작용 – 충치·치주병으로부터 치아를 보호한다**

앞서 치아를 상실하게 되는 최대의 원인은 치주병과 충치라고 말했다. 때문에 치아를 잃지 않으려면 치주병균과 충치균의 증식을 막아야만 하며, 이를 위해서는 일상생활에서의 구강 케어가 매우 중요하다는 것도 설명했다.

치주병균과 충치균 증식에는 타액 분비량이 줄어드는 것도 큰 요인으로 작용한다. 타액량의 저하와 함께 항균작용이 기능 저하를 일으키기 때문이다. '씹지 못한다 → 타액이 분비되지 않는다 → 치주병에 걸린다 → 치아를 상실한다 → 씹지 못한다 → 타액이 분비되지 않는다'는 악순환이 시작되는 것이다. 타액이 풍부하면 치아를 잘 보호해주므로 이러한 악순환을 피할 가능성도 높아진다.

치아의 '재석회화작용'은 바꿔 말하면 치아의 수복작용이라 할 수 있다. 충치는 충치균이 당분을 분해하여 산을 만들고, 그것이 치아를 녹이는 것에서 비롯된다. 우리가 늘 이런 위험에 노출되어 있음에도 불구하고 충치가 많이 생기지 않는 것은 타액의 재석회화작용 덕분이다. 충치균에 의해 만들어진 산은 치아 표면의 법랑질을 녹인다. 이때 미네랄과 이온 등이 흘러나오는데, 한번 녹아내린 이온이나 미네랄이 다시금 치아 표면으로 돌아가 녹은 치아의 표면을 수복한다. 이 작용을 재석회화라고 한다. 이것은 식사 때마다 거의 반복적으로 일어난다. 이러한 과정이 때를 놓치면 충치가 생긴다. 취침 전에 음식을 먹으면 충치가 생기기 쉽다고들 하는데, 취침 중에는 재석회화의 주역을 담당하는 타액이 거의 분비되지 않기 때문이다.

재석회화가 일어나면 법랑질은 결정구조를 바꾸어 이전보다 강해진다. 갓 생긴 영구치가 충치가 되기 쉽다고 하는 것은 이러한 재석회화가 진행되지 않았기 때문이라고 한다.

하루의 타액량은 1.5ℓ

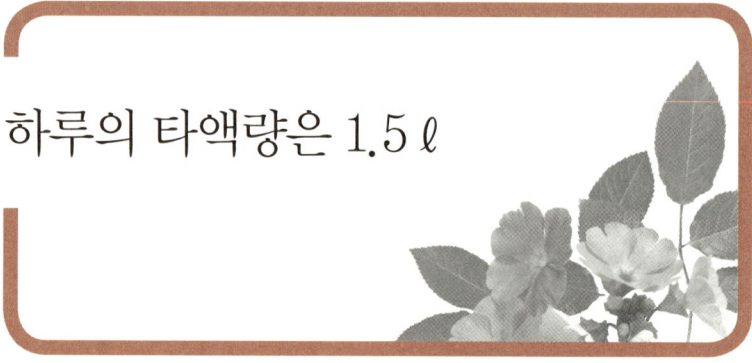

　타액은 다양한 능력을 가지고 있지만, 우리는 그 분비량을 자유롭게 조절하지는 못한다. 타액은 자율신경에 의해 지배되기 때문이다.
　자율신경에는 교감신경과 부교감신경이 있는데, 긴장 상태에 있을 때는 교감신경이 우위가 되며 타액 분비가 억제된다. 반대로 긴장이 완화된 상태에서는 부교감신경이 우위에서 작용하며 타액이 잘 분비된다. 남들 앞에서 무언가 발표를 할 때 입 안이 마르는 것은 이런 이유 때문이다. 그런 의미에서는 늘 스트레스를 갖고 긴장 상태에 있는 사람은 타액량이 적다고 말할 수 있겠다.
　건강한 사람은 하루에 1.5ℓ의 타액이 나온다. 500㎖ 페트병 3개의 양이다. 좀처럼 의식하기는 어렵겠지만 그 정도의 양이 분비된다.
　타액은 침샘에서 분비된다. 침샘은 주침샘과 소침샘 이렇게 두 종류가 있는데, 타액의 대부분은 주침샘에서 분비된다. 무언가를 먹을 때나 이야기를 할 때 대량으로 분비되는 것은 주침샘으로부터다. 소침샘은 입 안의 점막 전체, 혀나 턱 등에 넓게 분포하고 있다. 입 안은 모두 침샘으로 덮여 있다고 할 수 있다.

설암이나 후두암 등으로 방사선 치료를 받고 침샘이 파괴되거나 기능에 지장이 생겨 타액에 나오지 않는 경우가 있다. 심한 구강건조증으로 일상생활에서 상당한 고통을 감내해야 하는 환자들이 있다. 보통이라면 1.5ℓ 정도 나오는 타액이 거의 나오지 않는데, 그 고통은 상상을 뛰어넘는다.

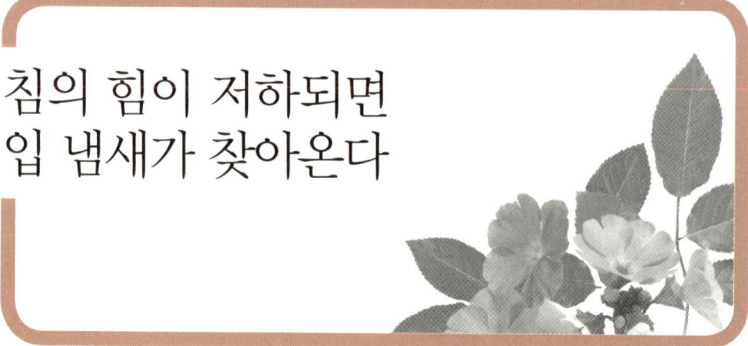

침의 힘이 저하되면 입 냄새가 찾아온다

20~30대 여성을 대상으로 '상사의 외양과 관련해 거슬리는 점'을 물어본 한 조사에서 1위가 '입 냄새·체취', 2위가 '비듬', 3위가 '단정하지 못한 복장'이라는 결과가 나왔다고 한다. 입 냄새·체취가 1위라는 것은 그만큼 입 냄새와 체취가 심한 사람들이 많다는 뜻이 아닐까?

필자가 미국에 살았던 때가 있는데, 구미지역에서는 키스를 하거나 포옹하는 습관이 있어 얼굴을 가까이 댈 기회가 많았다. 그러한 문화 때문인지 구강 케어에 관해서는 일본보다 압도적으로 청결 의식이 높은 것 같다. 일본인은 세계 제일의 청결한 국민이라 일컬어지며 거리도 깨끗하게 유지하고 있지만, 입 안에만 한정시켜 본다면 결코 세계 제일의 청결이라는 말은 하기 어려울 것이다.

입 냄새 원인의 약 70%는 혀나 치아의 오염과 세균이 만들어내는 물질에 의한 것이라고 한다. 타액의 항균작용으로 깨끗해질 수 있는 입 안도 수면이나 스트레스, 입을 통한 호흡 등으로 타액 분비가 적어지면 세균이 증식하여 냄새의 근원이 많이 만들어진다. 아침에 일어났을 때, 공복일 때, 긴장했을 때와 같은 경우에 타액량이 줄어들므로 평소 입 냄새가 나지 않던 사람도 냄새가 심해진다.

주의해야 할 것은 충치나 치주병 등 구강 질환은 물론 목의 질환, 편도선염, 호흡기나 소화기 질환, 당뇨병 등 여러 질환에 의해 생기는 입 냄새다. 이것들은 병적인 구취라 불린다. 만약 구강 케어를 열심히 하고 있는데도 입 냄새가 심하다면 무언가 다른 질환과 관계있는 것은 아닌지 의심해 볼 필요가 있다.

입 냄새를 없애기 위해서 가장 효과적인 것은 혀 청소다. 입 냄새의 원인물질이 설태에 모인다는 것은 이미 밝혀져 있다. 혀가 하얗게 오염되어 있는 것이 설태이다. 이것을 제거하면 입 냄새를 억제할 수 있다. 전용 칫솔도 시판되고 있으니 사용해 보자. 유념해야 할 것은 힘을 너무 강하게 주면 안 된다는 것이다. 힘이 너무 과하면 제거해서는 안 될 설유두라고 하는 정상적인 조직까지 떨어져 나갈 수 있으므로 조심해야 한다.

씹어도 씹어도 타액이 안 나온다!

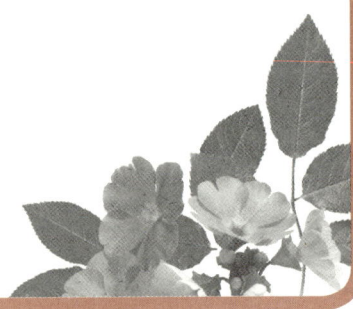

　입 안을 촉촉하게 유지해주는 윤활유일 뿐만 아니라 건강과 젊음을 지켜주는 묘약인 '타액'. 그러한 타액이 안 나오는 병이 바로 구강건조증이다. 술을 마시는 사람이라면 알 것이다. 과음한 다음 날의 입 안을 상상해 보라. 그 상태가 하루 종일 계속되는 것이 구강건조증이다. 고작 입이 건조한 걸 가지고 뭐 그리 야단이냐며 하찮게 치부해서는 안 된다. 타액량이 줄어들면 일상생활에 지장이 생길 뿐만 아니라, 몸과 마음의 건강에 영향을 미친다.

　다음은 내가 근무하는 츠루미대학 치의학부속병원의 구강건조증 전문외래에 방문했던 60대 여성의 이야기다.

　"매일 국수나 우동밖에는 못 먹어요. 짠 것도 입 안이 쓰라려서 늘 가족들과는 다른 음식을 먹고 있습니다. 체중도 많이 줄었지요……."

타액이 줄어들면 먹을 수 있는 음식이 한정된다. 식생활의 풍요로움은 인생의 풍요로움이라 하지 않던가. 맛있는 것, 좋아하는 것을 먹지 못하면 소외감과 상실감을 느낄 수밖에 없다. 게다가 타액이 적어지면 입 냄새도 심해지는데, 가족들에게서 입 냄새가 난다는 말을 들은 이 여성은 거의 대부분을 집에 틀어박혀 지낸다고 했다. 그 때문인지 표정 자체에 웃음기라곤 없었고 가벼운 우울증 증세까지 보였다.

전업주부인 N씨52세 여성는 최근 입이 건조해서 매우 신경이 쓰인다고 했다.

"혀가 거칠거칠한 느낌이 사라지지 않고, 간장 같은 것을 먹으면 혀가 아픕니다. 음식물이 입 안의 곳곳에 들러붙으니 일단은 너무 텁텁하지요. 이비인후과와 내과에도 가봤지만 별다른 이상은 없다는 진단이 나왔습니다. 그래서 일단은 자주 이를 닦고 입을 헹구는데, 그것도 그때뿐이고 잠시 후면 다시 혀가 거칠거칠해지는 거예요. 목도 따가워서 침을 삼키기도 어렵습니다."

N씨의 타액량을 검사해 보았다. 맛이 나는 껌을 10분 동안 씹게 한 후 입 안에서 분비되는 타액을 확인하는 검사다. 그 결과 3.5㎖라는 수치가 나왔다. 정상치가 10㎖ 이상인 것을 감안하면 상당히 낮은 수치임을 알 수 있다.

음식물을 입 안에 넣고 씹기 시작하면 보통은 타액이 분비된다. 하지만 씹어도 타액이 나오지 않는 경우가 있다. 이렇게 되면 음식을 먹는 것조차 괴롭고, 사람들과 대화를 나누는 것도 내키지 않는다.

현대병
구강건조증의 실태

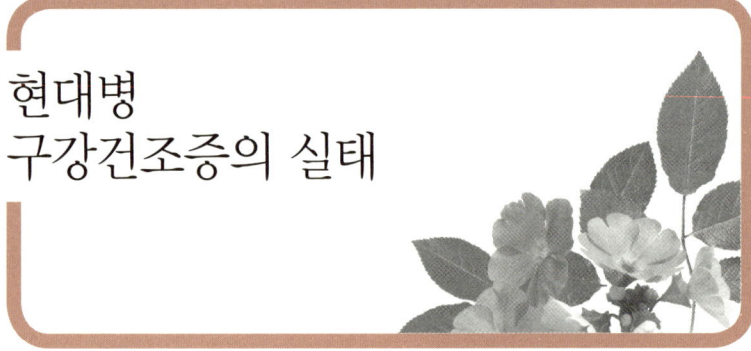

구강건조증_{드라이 마우스}이란 여러 가지 원인으로 인해 타액이 나오지 않게 되거나 분비량이 저하되는 증상이다.

필자는 오래전부터 심한 구강건조증을 동반하는 '쇼그렌 증후군'이라는 질환에 대해 연구해 오고 있다. 동시에 구강건조증 전문외래에서 진료를 하면서 타액에 나오지 않아 고생하는 분들을 수없이 봐왔다. 2002년에는 구강건조증의 치료법을 정립하고 더 많은 환자들을 치료하고자 하는 취지에서 '구강건조증 연구회'를 만들어 치과의사들을 중심으로 하는 계발활동을 시작했다. 처음에는 "드라이 마우스? 건조된 쥐 말인가요?" 하고 의료관계자들조차도 질문을 던지는 상황이었지만, 언론에서 자주 다루어짐에 따라 지금은 인지도가 꽤 높아졌다.

구강건조증과 관련해 반드시 받는 질문이 "환자가 얼마나 있나요?"라는 것이다. 일본에서는 대규모의 역학조사가 실시된 적이 없으니 정확한 통계를 말할 수는 없지만, 전문가인 입장에서 볼 때 국내에 800만 명의 환자가 존재하는 것으로 추정하고 있다. 구강 케어 선진국인 구미지역의 경우는 구강건조증에 관한 다양한 조사가 실시되어 '잠재적으로 구강건조증 증상을 가지고 있는 예비군은 인구의 25%'라는 결과가 보고된 사례도 있다. 1억 3천만 명의 25%라고 봤을 때 3천만 명 이상의 예비군이 존재한다고 하겠다.

마찬가지로 점막으로 구성된 눈이 건조해지는 증상, 즉 일본의 안구건조증 환자는 지금까지 800만 명이라고 했지만 최근에는 약 2,200만 명이라는 추정치가 힘을 얻고 있다. 안구건조증과 구강건조증은 서로 관련이 깊은데, 가령 앞서 언급한 쇼그렌 증후군 환자의 대부분이 눈과 입의 건조증으로 고생하고 있다. 또 내가 근무하는 병원의 구강건조증 외래 환자에게 "안구건조증은 없으신가요?" 하고 물어보면 "그러고 보니 눈도 건조해요"라고 답하는 사람들이 많다.

안구건조증도, 구강건조증도 '현대병'이다. 안구건조증은 컴퓨터나 휴대전화 사용으로 눈이 혹사당하는 것이 하나의 원인으로 추정되고 있다. 구강건조증 역시 음식물의 연식화에 따른 씹는 힘의 저하와 스트레스 등 지극히 현대의 환경 때문에 초래된 문제로 증상을 호소하는 사람들이 늘어나고 있다. 물론 구강건조증이나 안구건조증이라는 병의 인지도가 높아진 것도 환자 수를 증가시킨 요인일 것이다.

이전에는 '늘 눈이 좀 **뻑뻑**한데 이게 무슨 병인가?' 라든지 '입 안이 건조해서 쿠키 같은 건 먹기 힘들지만, 물이랑 같이 먹으면서 참아야지' 하고 지나친 사람들이 대다수였을 것이다.

현대 의료의 큰 테마 중 하나로 'QOL 향상'이 있다. Quality of Life, 즉 삶의 질을 얼마나 높일 수 있는가이다. "생사에 관련된 것이 아니니 입의 건조함 정도는 참으세요"라는 이야기를 듣던 시대에서 "일상생활을 더욱 건강하게 보내기 위해서 구강건조증도 반드시 개선해야 합니다"라고 주장하는 시대로 바뀌고 있다.

구강건조증 환자 800만 명, 예비군 3천만 명 등 큰 숫자들이 열거되고 있는데 이는 결코 허황된 숫자가 아니다. 현대라는 환경이 야기하는 특유의 원인 때문에 환자 수 자체가 급증하고 있다는 점, 날이 갈수록 QOL 향상이 중요시되고 있으며 이제까지 울며 겨자 먹기로 참고 있던 잠재 환자가 표면화되었다는 점. 주로 이 두 가지 이유에서 이 같은 환자 수를 예측하기에 이른 것이다.

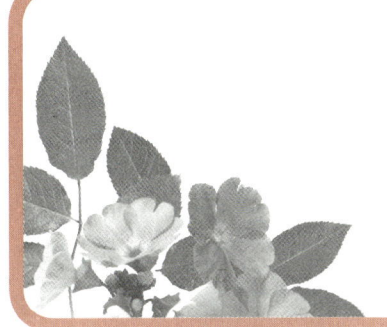

건조해지는 몸

현재의 키워드는 '촉촉함'이다. 보습크림, 보습화장수, 보습팩에 보습립스틱……. 피부를 얼마나 촉촉하게 할 수 있는지가 화장품업계의 주요 과제라 해도 과언이 아닐 정도다. 책상에 앉아 컴퓨터로 업무를 보느라 피로해진 눈에는 안구건조증용 안약, 모발의 건강을 유지하게 위해서 보습 샴푸 컨디셔너 등 텔레비전을 켜면 보습에 관한 수많은 광고가 흐르고 약국에는 셀 수 없을 정도의 관련 상품이 진열되어 있다.

청량음료의 병당 용량도 늘어나고 있다. 코카콜라를 예로 들면 필자가 젊었을 때는 250㎖의 캔이 주류였는데, 그것이 350㎖가 되고 지금은 500㎖의 페트병이 가장 많이 출시되는 듯하다. 뚜껑이 있어서 마시고 싶을 때 원하는 양만큼 나누어 마실 수 있다는 이점이 그 같은 용량 변화의 한 요인이긴 하다. 그러나 그 점을 감안하더라도 이전에 비해 용량이 2배로 늘어난 점이나, 길을 걷는 많은 사람들이 음료나 물이 든 페트병을 들고 다니는 모습을 어렵지 않게 찾아볼 수 있는 것을 보면 현대인들은 역시 건조함에 시달리고 있다는 생각이 든다.

우리를 둘러싼 환경도 건조해지고 있다는 지적이 있다. 여러 환경적 요인에 의한 지구온난화의 영향으로 세계 각지에서 사막화가 진행되고 습지도 해마나 그 면적이 줄어들고 있다. 도쿄 등의 도시부도 지구온난화의 영향 때문인지 습도가 떨어지는 것이 확연하다. 그러고 보니 최근에 건조주의보나 건조경보가 빈번하게 발령되곤 하는데, 10년 전만 해도 그리 자주 접하지 못하던 현상들이다.

알다시피 바이러스는 건조한 것을 좋아한다. 겨울에 왜 독감이나 감기가 유행하는가 하면 일정 습도 이하가 되면 바이러스나 세균이 활발히 움직이기 때문이다. 겨울에 사망하는 고령자가 많은 이유도 추위로 인해 심근경색 등이 발병하는 것 외에 사망 원인의 상위를 차지하는 폐렴의 원인균이 다른 계절보다 활발해지기 때문이라 추측된다.

환경이 건조해지면 자연히 그곳에서 생활하는 인간의 몸도 건조해지는 법이다. 피부와 두피가 건조해지고, 눈도 입도 건조해진다. 이러한 환경 아래에서 현대병 구강건조증은 앞으로도 늘어날 것으로 예상된다.

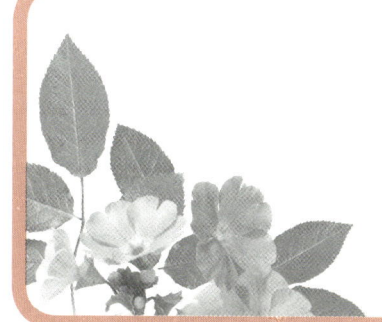

질환이 불러오는 구강건조증

　환경 변화 등의 현대적 요인이 구강건조증의 원인인 것은 사실이나 오로지 그 때문만은 아니다. 오늘날 구강건조증의 원인은 당뇨병, 암 치료 등의 방사선 장애, 뇌혈관 장애에 의한 마비, 노화, 스트레스, 약의 부작용, 쇼그렌 증후군, 근력 저하 이렇게 여덟 가지 정도가 꼽히며, 그것들이 복합적으로 작용하여 구강건조증이 발생한다고 볼 수 있다. 각각의 원인과 대처법에 대해서 상세히 거론하기는 한계가 있으므로 여기서는 간단히 언급하겠다.

　생활습관병의 대표라 할 수 있는 당뇨병은 그 예비군을 포함하여 일본에 약 1,600만 명의 환자가 있다고 한다. 당뇨병 환자들의 입이나 목이 건조해지기 쉽다는 것은 잘 알려진 사실이다. 이는 체내의 수분 균형이 깨져 버렸기 때문이다. 당을 포함한 소변이 배출될 때

삼투압 작용에 의해 다량의 수분이 나가 버리므로, 체내가 탈수 증상에 빠지고 만다. 입 안의 수분도 현저히 감소한다. 당뇨병이라고 진단받지 않았더라도 혈당치가 높은 사람은 소변량도 늘어나므로 구강건조증이 생기기 쉽다. 타액의 분비량이 줄어들므로 입 안의 위생이 나빠지고 치주병이나 충치가 생기기 쉽다는 사실도 익히 알려져 있다.

당뇨병 때문에 구강건조증을 앓게 된 환자들에게 안타까운 이야기이지만 당뇨병 자체가 개선되지 않으면 구강건조증도 호전되지 않는다. 구강건조증 치료의 주역을 담당하는 치과의사들은 '인공타액'이나 '보습젤'을 쓰는 방법을 권한다.

설암, 인후암이나 갑상선 질환 등에 대한 치료의 일환으로 방사선을 쐰 경우, 구강건조증이 생기기도 한다. 이는 방사선에 의해 침샘이 파괴되거나 크게 손상되었기 때문이다. 이 역시 안타깝지만 파괴된 침샘을 원래대로 되돌리는 치료법은 현 시점에서는 존재하지 않는다. 다만 남아 있는 침샘의 분비기능을 촉진시키는 약이 보험으로 적용되고 있다.

뇌혈관 장애란 뇌졸중(뇌경색, 뇌출혈, 지주막하출혈)과 거의 같다고 생각하면 된다. 이들 환자 중 많은 이들에게서 신체의 마비증상이 나타난다. 구강이 마비된 경우에는 씹기나 삼키기 등의 행위가 제대로 행해지지 않으며, 타액의 분비량이 현저히 줄어든다. 뇌혈관 장애를 앓은 고령자가 거동하지 못하고 스스로의 힘으로 식사를 못하게 되는 경우 등이 그러하다. 앞에서도 말한 흡인성 폐렴의 위험이 상당히 높아지는 사람들이다.

그렇기 때문에 개호가 필요한 상태의 사람들은 구강 케어가 필수 불가결하다. 거즈나 면봉, 칫솔 등을 이용하여 입 안을 항상 청결하게 유지해야 한다. 침샘 자체는 파괴되지 않았으니, 씹는 것만 제대로 할 수 있으면 타액은 분비된다. 따라서 재활훈련 등이 잘 이루어진다면 타액 분비력은 회복할 수 있다. 나중에 소개할 구강 주변의 근육 트레이닝 MFT는 이에 효과적이다.

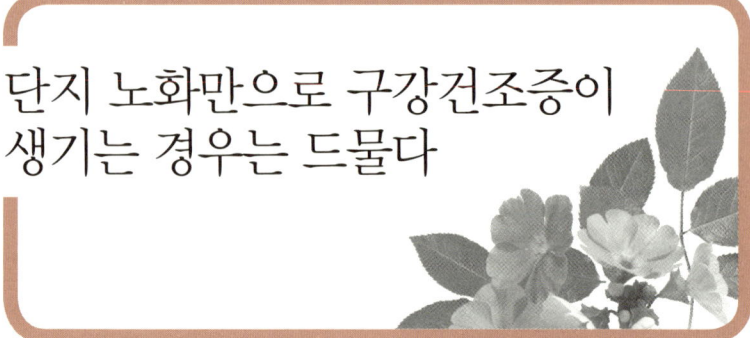

단지 노화만으로 구강건조증이 생기는 경우는 드물다

갓 태어난 아기의 체내 수분량은 체중의 80%를 차지한다. 성인이 되면 대략 60% 정도가 되고, 고령자가 되면 50%까지 감소한다. 아기와 고령자의 피부 감촉의 차이는 이러한 수분량의 변화 때문에 오는 것이다. 체내의 수분량이 줄어들면 모든 외분비선이 노화로 위축되면서 타액량이 줄어든다. 그렇다면 결국 나이를 먹으면 타액량이 줄어든다는 말인가? 이는 그렇게 단순한 문제가 아니다.

타액의 분비는 '안정 시 타액'과 '자극 시 타액'으로 나누어 볼 수 있는데, 아무것도 하지 않아도 분비되는 것이 전자이고 씹는 행위를 할 때 분비되는 것이 후자이다. 사실 자극 시 타액은 젊은 사람이건 고령자이건 그 양의 차이는 거의 없다고 한다. 즉, 나이가 들어도 잘 씹을 수 있다면 타액량은 충분하다고 볼 수 있다.

고령자가 구강건조증으로 고생할 경우, 그 대부분은 약의 부작용이나 근력 저하 등의 원인이 중첩되어 증상을 일으키는 것이다. 필자가 근무하는 대학병원의 구강건조증 전문외래에서 가장 많은 경우가 '약의 부작용'에 의한 구강건조증이다. 어떤 약이 구강건조증을 일으키는지는 아래의 표를 참고하기 바란다. 익숙하게 접할 수 있는 약들을 한눈에 알 수 있도록 정리해 놓았다. 이미 사용하고 있는 약도 있을 것이다.

왜 약의 부작용에 의한 구강건조증이 가장 많은 것일까? 그만큼 약을 복용하는 사람이 많기 때문이다. 일본은 '약 복용 대국'으로 약의 복용량이 다른 국가에 비해 상대적으로 많다. 일설에 따르면 구미 지역의 약 40배에 달한다는 이야기도 있다.

구강건조증을 일으킬 가능성이 있는 약

항우울제	클로민프라민, 이미프라민, 플루복사민 등
항불안제	지아제팜, 알프라조람, 히드록시진 등
항정신제	할로페리들, 리튬 등
항파킨슨제	비페리덴, 트리헥시페니딜, 레보도파 등
항고혈압제	캅토프릴, 클로니딘, 카베딜롤 등
항히스타민제	디펜히드라민, 아스테미졸, 클로르페니라민 등
이뇨제	클로르치아지드, 클로르탈리돈 등
항콜린작용제	아트로핀, 스코폴라민 등
항경련제	카르바마제핀 등
진통제	이브프로펜, 페노프로펜, 나프록센 등
기관지확장제	알부테롤, 이소프테레놀, 이프라트로피움 등

약의 과잉 복용이 구강건조증을 급증시켰다

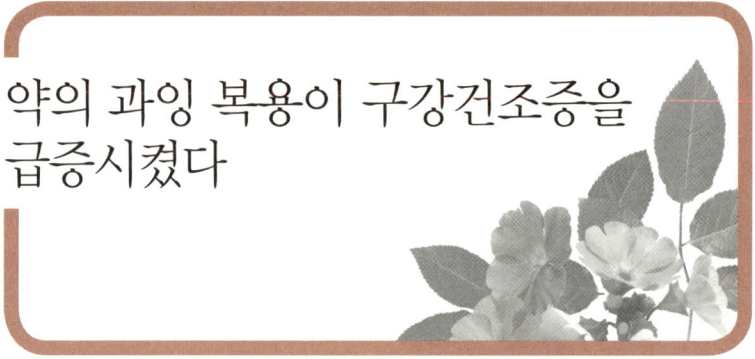

　나는 일본의 의료 현실이 약의 부작용에 의한 구강건조증을 일으키고 있다고 생각한다. 꽃가루 알레르기로 고생하는 사람이 정형외과에서 꽃가루 알레르기 약을 처방받는다. 결막염으로 찾아간 안과에서는 '최근에 잠을 잘 못 잔다'는 증상을 이야기하고 수면제를 처방받는다. 이러한 사례는 주변에서 종종 듣기도 하고, 직접 경험하기도 한다. 가령, 개인병원에서 전공에 따른 주 진료과목은 외과인데 '외과·내과·소아과·이비인후과'라고 표방해도 법적으로는 아무런 문제가 되지 않는다. 하지만 환자의 이익을 생각했을 때는 의문이 남는다.
　요실금 등의 증상에 처방되는 비뇨기질환제가 있다. 고령이 되면 너무 자주 소변을 보거나 요실금 때문에 고민하는 사람들이 많고, 실제로 이러한 증상 때문에 약을 복용하는 이는 50만 명에 달한다고 한다. 다만 이 약은 입이 건조해지는 부작용이 생길 확률이 상당히 높다. 비뇨기과 전문의가 처방한 것이라면 문제가 되지 않는다. 비뇨기과 의사는 내원한 환자에게 곧바로 약을 처방하지 않았을 테니 말이다. 일단은 복근운동이나 굴신운동몸을 굽혔다 폈다 하는 운동 등, 방광 주위의 긴장을 완화시키는 운동요법부터 시작하는 경우가 일반적이라고 한다. 그리고 그렇게 해도 개선이 안 될 경우에는 해당 약을 처방한다.

하지만 비뇨기과 전문이 아닌 의사는 곧장 약을 처방한다. 어쩌면 운동요법으로 충분히 개선될지 모르는데도 말이다. 어쩌다 보니 비뇨기과의 예를 들었지만 다른 과 역시 마찬가지다. 맥이 풀리고 기운이 없다고 하면 항우울증제, 혈압이 높으면 항고혈압제……. 이렇듯 너무나 쉽게 약물 처방을 남발하는 사례가 빈번하게 일어나고 있다.

그렇다면 약 복용을 중지하면 문제가 해결되는 것일까? 그렇게 간단한 이야기는 아니다. 그 약을 끊으면서 발생할 수 있는 크고 작은 위험을 고려해야만 한다. 우리 구강건조증 전문가들은 약의 부작용이 구강건조증의 주요인이라는 것을 알았을 때, 약의 감량 또는 변경을 고려한다. 애당초 병원에서 처방받은 약의 양은 규정된 처방량의 최대치인 경우가 많기 때문에 감량을 먼저 생각한다. 본래 의사는 체격이나 연령에 따라 가감 조절을 해야 하는데, 그저 아무것도 모른 채 매뉴얼에 정해진 최대량을 처방하는 경향이 있다.

항고혈압제 하나에도 여러 가지 종류가 있고 인간의 몸은 천차만별이다. A라는 약과 B라는 약은, 그 효과도 부작용의 발현 방식도 각기 다르다. 실제로 주치의와의 상담 후 약의 변경이나 감량을 한 결과 구강건조증이 개선된 사례는 헤아릴 수 없이 많다.

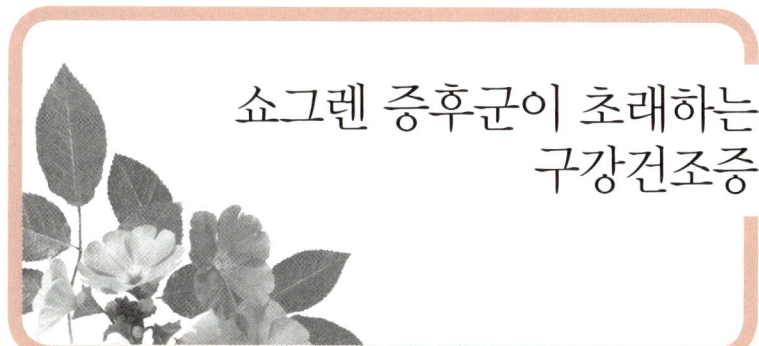

쇼그렌 증후군이 초래하는 구강건조증

　쇼그렌 증후군은 자기면역질환의 하나로, 여성에게서 발병할 확률이 압도적으로 높으며 현재 일본에만 50만 명의 환자가 있다고 한다. 40~60세의 갱년기에 있는 여성에게 많이 나타나는데, 뚜렷한 원인을 알 수 없으며 근절치료가 어려운 병이다. 주된 증상은 심한 안구건조증과 구강건조증이며 관절류머티즘을 합병증으로 동반하는 경우가 대부분이다. 참고로 쇼그렌 증후군을 앓고 있는 환자의 40% 정도가 관절류머티즘을 합병증으로 가지고 있다고 한다.

　쇼그렌 증후군에 걸리면 면역 시스템이 이상을 일으켜 정상적인 조직을 적으로 간주해 공격해 버린다. 자신의 림프구가 침샘을 공격하기 때문에 구강 문제가 발생하는 것이다. 이 질환으로 진단받은 경우 염산세베메틴Cevimetine hydrochloride, 상품명 '사리그렌', '에보작'이나 필로

카르핀pilocarpine, 상품명 '사라젠'이 처방된다. 타액의 분비를 촉진시키는 약으로 환자들의 평도 좋지만, 이 약은 쇼그렌 증후군에 의한 구강건조증 외에는 처방할 수 없다필로카르핀은 방사선 장애에 의한 구강건조증에 쓰이고 있음. 그 밖의 원인으로 생기는 구강건조증에도 효과가 있지만, 현재로서는 폭넓은 적용을 기다리고 있는 단계이다.

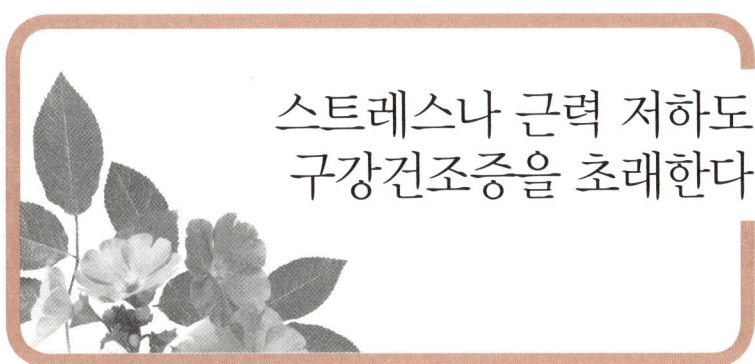

스트레스나 근력 저하도 구강건조증을 초래한다

구강건조증을 진단하고 있으면 아무리 살펴 보아도 원인을 찾을 수 없는 경우가 있다. 이런 경우에는 스트레스에 의한 구강건조증을 의심해 볼 수 있다.

타액은 부교감신경이 우위인 상태, 즉 심신이 편안한 상태일 때 분비되기 쉬우며 긴장 상태인 교감신경이 우위에 있을 때는 잘 분비되지 않는다. 스트레스가 있으면 교감신경이 늘 우위에 있으므로 구강건조증 증상이 생기는 경우가 많다. 배우자가 사망하거나, 이직이나 이사 등을 한 경우, 혹은 사고를 당한 경우 등이 그러하다. 이러한 때에 갑자기 구강건조증에 시달리는 사람들이 상당히 많다.

스트레스의 원인이 제거되면 구강건조증도 개선된다. 실제로 아이들의 진학·진로 때문에 걱정이 많던 환자가 자녀의 진로가 결정된 후에 증상이 좋아진 사례도 있다. 하지만 스트레스의 원인을 제거하는 것은 그렇게 쉬운 일은 아니다. 따라서 우리 구강건조증 전문가들은 일정기간 동안 경과를 관찰하고 경우에 따라서는 카운슬링을 통해 대응한다. 그 경우에는 신경 정신과와 연계한다.

근력이 저하되고 잘 씹지 못하면 타액의 분비가 감소하여 구강건조증이 생긴다. 따라서 저하된 근력을 회복시키기 위해 트레이닝을 한다. 우리는 구강근 기능요법 'MFT Myofunctional Therapy'라는 것을 권장하는데, 효과를 보이고 있다. MFT에 관해서는 제6장에서 상세히 다루도록 하겠다.

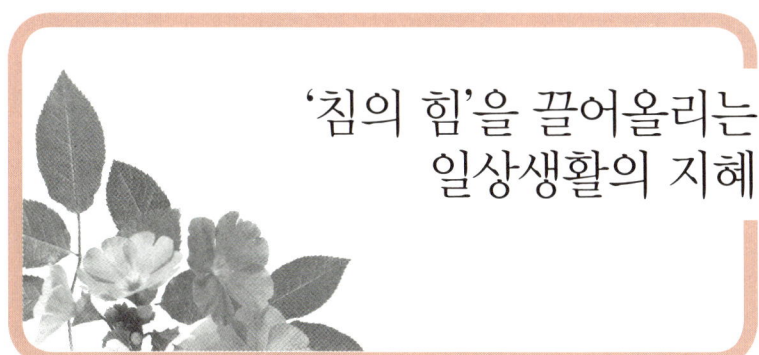
'침의 힘'을 끌어올리는 일상생활의 지혜

 일상생활에서는 어떻게 구강건조증에 대처해 나갈 것인가, 또는 구강건조증을 물리칠 수 있는 생활의 지혜에는 어떤 것들이 있는가에 대해 살펴 보도록 하겠다. 나이를 먹어도 젊고 건강하게 생활하기 위해서는 '침의 힘'을 유지하는 것이 중요하다.

■ 물을 많이 마시고 입 안을 촉촉하게 한다

 입 안을 항상 촉촉하게 하는 것은 중요하다. 하루 타액 분비량은 1.5ℓ이다. 충분한 수분을 섭취하여 몸이 탈수 상태에 빠지지 않게 해야 한다. 안티에이징 의학의 세계에서는 체중의 30분의 1에 해당하는 물을 섭취하도록 권장하고 있지만, 식사 등을 통해 섭취하는 것까지 고려한다면 하루 1.5ℓ를 기준으로 삼아도 무방할 것이다. 그리고 당분이 든 청량음료수는 멀리하자. 차나 커피류 또한 과하게 마시는 것은 좋지 않다. 이뇨작용 때문에 몸 밖으로 수분이 배출되기 쉽기 때문이다.

■ 방의 습도에 주의한다

건조한 공간에 있으면 코가 건조해진다. 그러면 코가 막히고, 입으로 호흡을 하려고 한다. 입으로 호흡을 하면 당연히 입이 건조해진다. 특히 겨울철에는 각별히 주의해야 한다. 습도 조절을 소홀히 하면 감기에 걸리기 쉬운 환경이 된다.

■ 입 안을 청결히 한다

타액이 적은 구강건조증인 사람은 입 안이 불결해지기 쉽다. 입 냄새도 심해지므로 양치질이나 입 안 헹굼 등을 수시로 해줘야 한다. 양치질을 하면 침샘이 자극되어 타액 분비가 촉진되는 효과도 있다. 구강건조증인 사람이 세정제를 사용해 입을 헹굴 때에는, 알코올이 들어간 것은 자극이 너무 강하므로 무알코올 제품을 이용할 것을 권한다.

■ 씹는 횟수를 늘린다

음식을 먹을 때 의식적으로 씹는 횟수를 늘려 보자. 그런데 이것은 생각처럼 쉽지 않으니, 애초에 많이 씹을 만한 음식물을 골라 먹는 것이 중요하다. 이에 대해서는 제1장에서 이미 설명했으니 참조하길 바란다.

■ 껌이나 사탕을 먹는다

껌을 씹으면 타액의 분비가 촉진된다. 껌은 앞에서도 언급했듯이 그 효용이 여러가지다. 껌에는 뒤지지만 사탕을 먹는 것도 타액 분비를 촉진시키는 한 방법이다. 단, 껌도 사탕도 무설탕 제품을 먹는 것만은 잊지 말자.

■ 신맛이 나는 음식으로 미각을 자극한다

매실 장아찌나 레몬 등 신맛을 지닌 음식은 타액 분비를 촉진시킨다. 다만 자극이 강할 수 있으므로 심한 구강건조증을 앓고 있는 사람은 주의가 필요하다.

■ 침샘을 마사지한다

침샘을 밖에서 마사지로 자극함으로써 타액 분비를 촉진한다. 혀가 있는 바로 아래쪽 턱 부분을 누르는 '혀 아래 선 마사지', 턱의 하관 부분에서 3cm 정도 안쪽을 누르는 '턱 아래 선 마사지', 귓불 아래를 손가락으로 빙글빙글 돌리듯 누르는 '귀 아래 선 마사지', 이 세 가지는 간단히 실행할 수 있는 것이니 틈틈히 활용해 보자.

■ 금연

흡연은 입안의 혈류를 악화시키므로 치주병의 원인이 된다. 자신의 치아를 지키기 위해서라도 담배는 꼭 끊도록 하자.

■ 술은 적당히 마신다

술은 이뇨작용을 일으켜 탈수 증상을 초래하기 쉬운 만큼 입 안의 수분도 감소시킨다. 술에 취하면 양치질 등의 구강 케어도 대충 넘어가기 쉬우니 주의해야 한다.

■ 운동하는 습관을 갖는다

침샘은 자율신경에 의해 조절된다. 자율신경을 단련하고 스트레스에 강한 심신을 만들기 위해 적절한 운동을 권한다. 가능한 한 많이 걷는 등 운동하는 습관을 일상생활에서 실천하도록 하자.

이것만은 기억하자

- 타액은 노화의 원흉인 프리래디컬을 퇴치하는 물질을 많이 포함하고 있다.

- 타액은 단순한 수분이 아니라, 인체의 건강을 유지하는 데 중요한 역할을 한다.

- 타액에는 뇌와 몸의 노화를 방지하는 물질이 들어 있다. 이러한 타액이 줄어들면 노화가 진행된다.

- 타액량이 줄어들면 충치나 치주병에 걸리기 쉬울 뿐만 아니라, 폐렴과 같은 감염증의 위험도 높아진다.

- 타액량이 줄어드는 '구강건조증'이라는 질병이 급증하고 있으며, 추정 환자 수는 800만 명에 이른다.

- 구강건조증에 걸리면 먹을 수 있는 음식물이 한정되고 입 냄새가 심해지는 등 삶의 질이 현격히 떨어진다.

- 스트레스나 약의 부작용 등 현대 특유의 요인이 구강건조증을 증가시키고 있다.

- 침의 힘을 높이기 위한 방법으로는 씹는 횟수를 늘리고 침샘 마사지를 하는 등 다양한 방법이 있다.

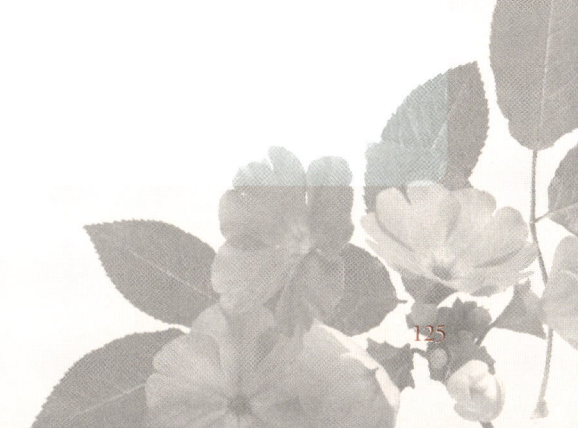

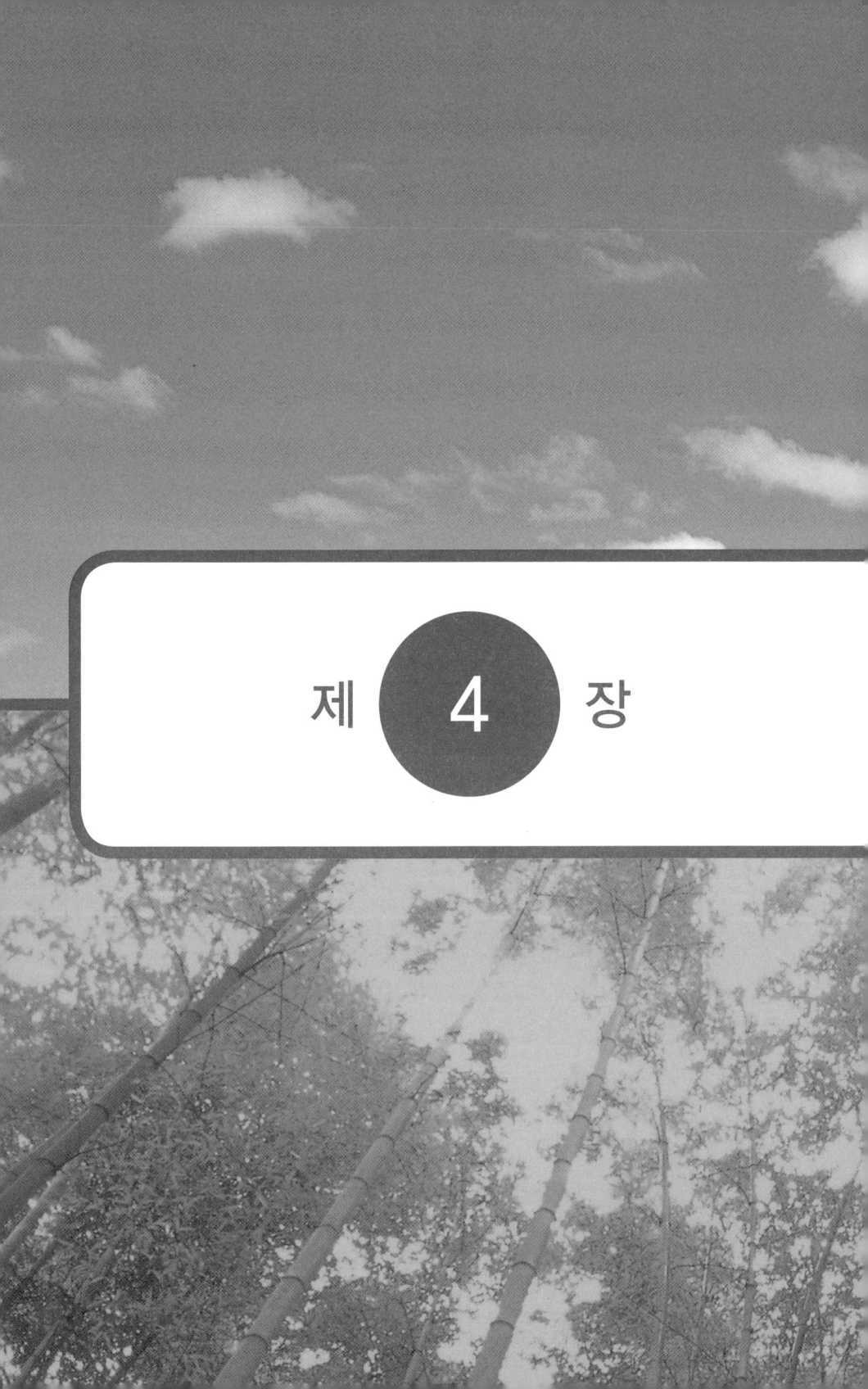

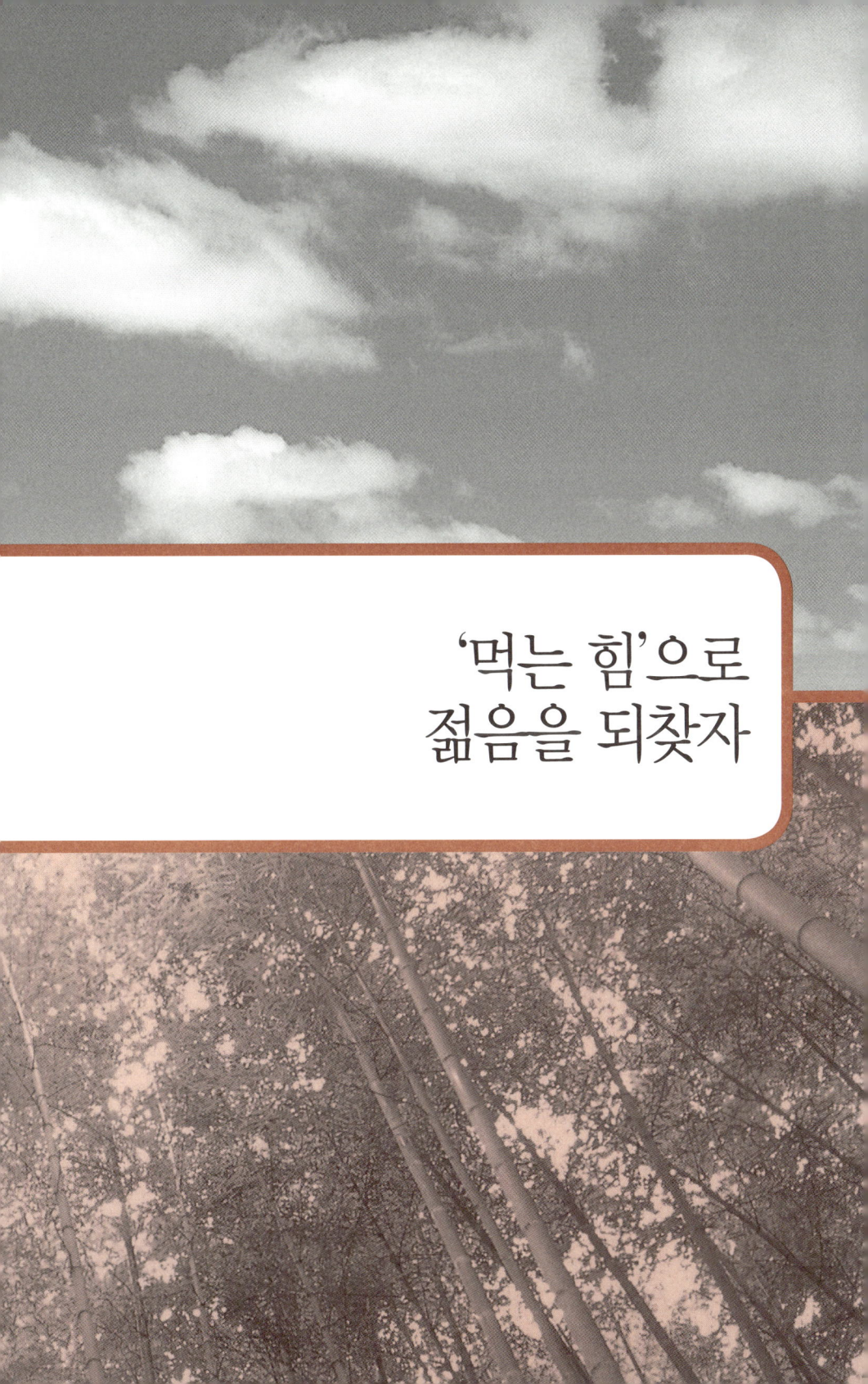

'먹는 힘'으로
젊음을 되찾자

왜 칼로리스가 건강 수명으로 이어지는가? 여러 설이 있지만 유력한 것은 "칼로리스를 하면 인슐린이 작용하기 쉬워져 세포 단위에서의 스트레스 내성이 강해지고 암 등의 발병이 억제된다. 또한 나이가 들면서 반드시 따라오는 신체의 다양한 기능 저하의 현상 역시 억제되기 때문에 건강 수명이 연장된다"라는 설이다.

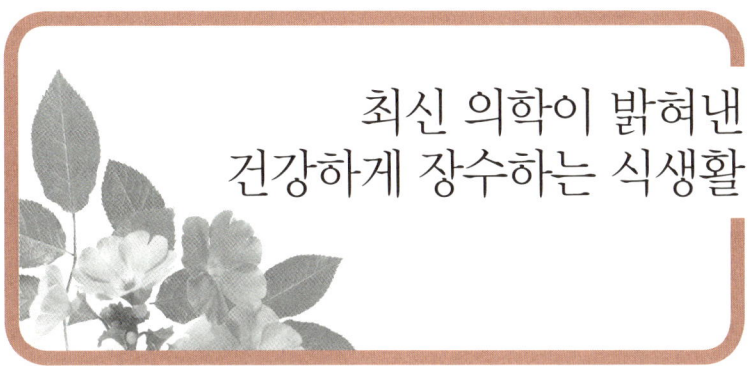

최신 의학이 밝혀낸 건강하게 장수하는 식생활

 '먹는 힘을 단련한다'는 주제를 이야기할 때 무엇을 먹는가, 어떻게 먹는가는 매우 중요한 문제이다. 대부분의 사람들은 맛있는 음식을 먹기 원한다. 매일 맛있는 것을 먹으면서 건강하게 오래 사는 것, 그야말로 이상적인 인생이 아닌가. 하지만 그저 좋아하는 음식만을 먹어서 될 것인가? 갖가지 먹을거리가 넘쳐 나는 포식의 시대에 이런 식생활을 계속하면 비만이 되고 당뇨병이나 암, 뇌졸중 등의 질병에 걸려 결국 후회하게 될 뿐이다.

 식생활과 건강 수명을 이야기할 때 종종 함께 나오는 에피소드 중 브라질의 한 이민촌 이야기가 있다. 지금으로부터 약 100년 전, 브라질 남부에 일본인 이민자들이 세운 마을이 있었다. 그리고 그곳으로부터 차로 몇 시간쯤 소요되는 곳에는 같은 시기에 이탈리아 이민자들이 세운 마을이 있고, 이탈리아계 사람들이 살고 있었다. 이 두 마을은 지형이나 기후 등 기본적인 환경은 동일했지만, 식생활만은 달랐다.

일본계 사람들의 마을에서는 이주 당시부터 육류를 많이 먹는 현지 식습관에 익숙해져 동물성 지방 중심의 식생활을 했다. 반면 이탈리아계 마을에서는 이주 당시부터 자신들의 식문화를 지키며, 토마토 등의 채소를 재배하고 이탈리아에서 가져온 포도나무를 심어 적포도주를 양조하거나 집에서 직접 치즈를 만드는 등의 방법으로 하루하루의 식사를 즐겼다.

이 식생활의 차이가 두 마을의 건강도와 수명을 확실히 갈라놓았다. 일본계 마을에서는 중년기에 심근경색이나 암에 걸리는 사람이 많고 50대부터 60대에 사망하는 사람이 대다수였다. 하지만 이탈리아계 마을에서는 치매에 걸리거나 거동을 못하는 사람은 거의 없거니와, 80세는 물론 100세에도 현역으로 농사일과 같은 강도 높은 활동을 하는 사람들이 많았다고 한다.

일본인의 평균 수명은 세계 1위라고 하지만, 미래에도 지금과 같이 세계 최고 수준을 유지할 수 있을지는 미지수다. 장수를 하고 못하고는 민족 고유의 체질이 아니라 매일의 식생활이 관건임을 이 에피소드를 통해서도 알 수 있기 때문이다. 여러분은 "지금의 식생활로 건강하게 장수할 수 있습니까?"라는 질문에 자신 있게 "그렇다"고 대답할 수 있는가?

이번 장에서는 최신의 의학으로 밝혀진 건강장수와 식사의 관계에 대해 검증해 보면서 먹는 힘을 향상시키는 방법을 이야기해 보자.

자기도 모르게 과식하고 있지는 않은가?

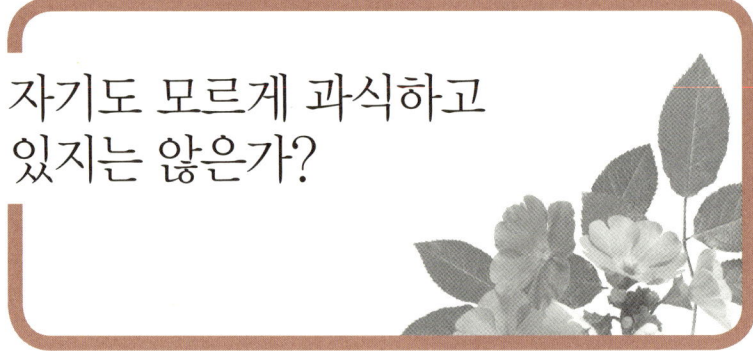

안티에이징 의학을 전문으로 연구하는 필자는 '칼로리스'를 실천하고 있다. 칼로리스란 칼로리 리스트릭션Calorie Restriction을 줄인 말로, 칼로리 제한을 뜻한다. 섭취 칼로리를 억제함으로써 수명이 늘어난다는 설은 안티에이징 의학에서는 과학적인 근거와 조사 데이터가 밑받침된 이론으로 받아들여지고 있다.

먼저 필자의 평상시 생활을 소개해 보겠다.

필자는 하루 1,800kcal의 영양 섭취를 목표로 하고 있다. 아침식사는 과일 주스, 녹즙, 계절 과일뿐이다. 이전에는 순수한 일본풍 아침식사를 했지만, 2년 전쯤 병원장으로 취임하면서 저녁에 회식이 잦아졌기 때문에 아침을 주스와 과일로 바꾸었다.

점심에는 베이글 빵을 반으로 잘라 올리브 오일을 발라서 먹고,

야채샐러드와 토마토주스를 곁들인다. 저녁에는 주 3~4회 정도 회식이 있다. 되도록 많이 먹지는 않으려고 노력하지만, 과식했다 싶을 때는 일주일 단위로 식단을 조정한다. 단백질이 부족해지기 쉬우니 주말에 집에서 닭가슴살 등을 먹는 식으로 말이다. 이러한 식생활을 하는 필자에게 "배가 안 고프세요?"라고 묻는 사람들이 있다. 하지만 생각보다 공복감을 느끼는 일은 적다. 연구에 따르면 칼로리스는 오히려 공복감을 줄여준다는 보고도 있다.

우리는 하루 세 끼를 먹는 생활을 당연하게 받아들이고 있지만 성장기의 어린이나 청소년도 아닌데 아침에 일어나 그다지 배가 고프지도 않으면서 억지로 밥을 먹거나, 회사에서 점심시간이라고 해서 습관적으로 식사를 하고, 밤늦게 퇴근했는데 저녁이 준비되어 있다는 이유로 배부르게 먹고 있지는 않은지 모르겠다. 말하자면 배고픔과는 상관없이, 시간이 되면 습관이라는 이유로 세 끼를 꼬박꼬박 먹고 있는 경우가 많다는 뜻이다.

칼로리를 제한하면 수명이 늘어난다

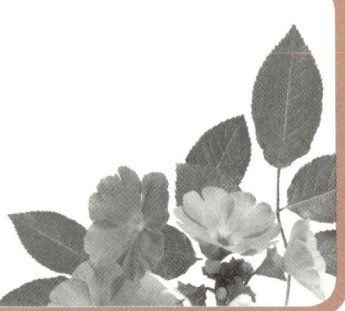

왜 칼로리스가 건강 수명으로 이어지는가? 여러 설이 있지만 유력한 것은 "인슐린이 작용하기 쉬워져 세포 단위에서의 스트레스 내성이 강해지고 암 등의 발병이 억제되기 때문이며, 또 나이가 들면서 반드시 따라오는 신체의 다양한 기능 저하의 현상 역시 억제되기 때문"이라는 설이다.

또한 "식량이 적은 시대에는 자손을 남기기 어렵기 때문에 식량이 손에 들어올 때까지 어떻게든 수명을 늘려 놓으려는 생명력이 작용하기 때문"이라는 의견도 있다. 이는 유전자를 지키고 세포의 수명을 늘리려는 작용을 하는 시르투인Sirtuin이라는 효소가 활성화되기 때문이라 생각된다.

어느 쪽이든 동물실험 외의 다양한 연구를 통해 칼로리스가 수명을 연장시켜 준다는 것은 분명해졌다.

칼로리 섭취량을 하루 1,112~1,958kcal로 억제한 사람들의 건강 상태를 살펴 본 조사가 있다. 이러한 사람들은 총 콜레스테롤, 혈압, 공복 시 혈당치 등 생활습관병의 위험인자로 여겨지는 각종 수치들이 분명 우위에 있었다. 조사 대상이 된 사람들의 평균 연령은 50.3세지만 조사 수치는 35세의 수준과 비슷했다.

오키나와의 예도 들어보자. 오키나와는 100세 장수자_{100세 이상인 사람}가 두드러지게 많은 것으로 알려져 있다. 전통적인 오키나와 요리는 풍부한 미네랄에 저칼로리, 저염 식사다. 오키나와 현의 연령별 사망률을 보면, 1이란 수치를 전국 평균으로 보았을 때 60세 이상의 연령층은 1보다 낮다. 하지만 60세 이하에서는 대부분의 층에서 1보다 높은 사망률을 보인다.

즉 오키나와에서는 60세 이상인 사람들은 전국 평균보다 장수하지만, 그 이하의 사람들은 그렇지 않다는 것이다. 젊은 사람들은 서구화된 식사를 섭취하게 되어 칼로리가 전국 평균을 웃도는 것으로 추측된다. 기후나 유전적 배경은 같고 섭취 칼로리가 다를 뿐인데 수명에 차이가 난다는 것은 상당히 흥미로운 사실이다.

킨씨와 긴씨의 미소의 비결

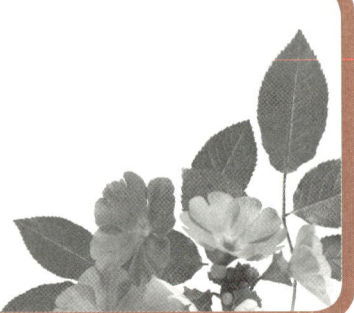

'킨씨와 긴씨'는 100세가 넘어서도 건강한 모습으로 유명세를 탔었던 킨할머니와 긴할머니라는 쌍둥이 자매다. 지금은 고인이 되셨지만, 킨씨와 긴씨는 건강장수의 이상적인 모습으로 꼽혀 지금까지도 회자되고 있다. 건강장수, 그 비결은 식생활에 있었다.

아침
죽을 그릇의 70%만 담아서 먹고 마지막 한 숟가락은 남김, 단호박찜, 김 조림, 매실 장아찌 하나
점심
죽을 그릇의 70%만 담아서 먹고 마지막 한 숟가락은 남김, 보리멸 튀김, 크로켓 간식으로 아이스크림
저녁
카레라이스, 참치 회 네 점, 된장국, 사과즙

킨씨와 긴씨는 '식사는 약간 모자란 정도로 먹기80% 식사'를 지키려고 노력했다고 한다. 매 식사의 주식인 죽은 그릇의 70% 이상은 담지도 않았다. 이 식생활은 나이가 들고 나서 시작한 것이 아니라, 젊은 시절부터 계속 유지해 온 습관이라고 한다.

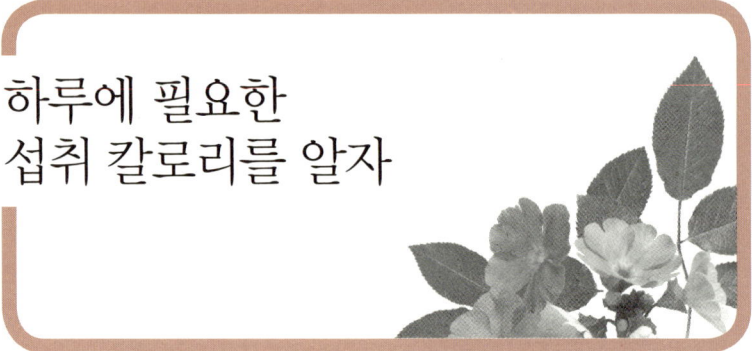

하루에 필요한 섭취 칼로리를 알자

　어느 정도의 칼로리 제한을 하는 것이 가장 이상적인가에 대한 질문에 간단히 답하기는 어렵다. 왜냐하면 필요한 칼로리나 기초대사량은 개인에 따라 각기 다르기 때문이다. 거의 매일 5km를 달리는 사람과 평소에 전혀 운동을 하지 않고 출퇴근도 자가용으로 하는 사람의 경우 필요한 에너지양은 서로 다르다. 성별과 체중, 근육량, 호르몬 균형 등도 기초대사량에 큰 영향을 미친다.

　이러한 기초대사량과 관련하여 간단한 지표를 소개하도록 하겠다. 다음 쪽의 표를 보자.

연령별 기초대사 기준치

연령(세)	남성	여성
1~2	61.0	59.7
3~5	54.8	52.2
6~7	44.3	41.9
8~9	40.8	38.3
10~11	37.4	34.8
12~14	31.0	29.6
15~17	27.0	25.3
18~29	24.0	22.1
30~49	22.3	21.7
50~69	21.5	20.7
70이상	21.5	20.7

후생노동성 '일본인의 식사섭취기준' (2010년판)에서

신체활동레벨(남녀 공통)

신체활동레벨	일상생활 내용	18~69세	70세 이상
레벨 I	생활의 대부분이 앉아서 이루어지며 정적인 생활이 중심인 경우	1.5	1.45
레벨 II	일은 앉아서 하는 것이 대부분이지만, 직장 내에서의 이동이나 서서 하는 작업, 접객 등, 혹은 통근이나 장보기, 가사일, 가벼운 운동 중 무언가를 포함하는 경우	1.75	1.70
레벨 III	이동이나 서서 하는 작업이 많은 업무 종사자, 혹은 스포츠 등 여가시간을 이용한 활발한 운동습관을 가지고 있는 경우	2.0	1.95

후생노동성 '일본인의 식사섭취기준' (2010년판)에서

① 기초대사량~kcal~ = 체중~kg~×기초대사 기준치

② 필요 에너지량~kcal~ = 기초대사량~kcal~×신체활동레벨

체중 55kg, 신체활동레벨Ⅱ인 50세 여성의 경우, 필요 에너지양은 55×20.7×1.75=1992.375kcal이다.

연령이 45세며 체중이 65kg, 신체활동레벨이 Ⅱ인 남성의 경우는 필요 에너지양은 65×22.3×1.75≒2537kcal가 된다. 이 사람의 경우 먼저 알아두어야 할 것은 하루에 필요한 칼로리가 약 2,500kcal라는 점이다. 그리고 실제로 어느 정도 칼로리를 섭취하고 있는지 파악해야 한다.

칼로리스 연구에서는 필요 에너지양의 70% 정도를 섭취하는 것이 적정하다고 한다. 2,500kcal의 70%는 1,750kcal 정도이다. 다만 갑자기 먹는 것을 많이 바꾸거나 줄이는 것은 도중에 포기하기 쉬우므로, 간식을 끊거나 주식~밥 등의 탄수화물~을 줄이는 것에서부터 시작하면 좀 더 수월하게 칼로리스를 지속할 수 있을 것이다.

필자의 모토는 '좋아하는 음식을 먹으면서 칼로리스를 하자'이다. 아무리 몸에 좋은 것이라도 맛이 없으면 계속 유지하기 어렵다. 그래서 아침이나 점심식사 때 섭취하는 올리브오일이나 토마토 주스도 취향에 맞는 것으로 고심해서 선정하고 있다. 풍요로운 식사 없이는 건강장수라는 것도 무의미하다고 생각한다. '식食' 문화를 제대로 만끽할 수 있어야 인생도 풍요로워지는 것 아니겠는가.

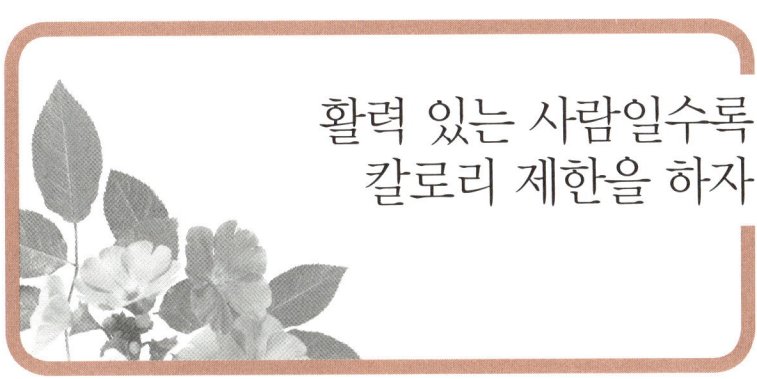

활력 있는 사람일수록
칼로리 제한을 하자

칼로리스를 계속하면 체온이 떨어진다. '체온을 높이면 건강해진다'는 주제의 책이 최근에 많이 출간되기도 했고, 저체온에 대해 부정적인 이미지를 가진 사람들도 있을 것이다. 하지만 사실 저체온은 건강장수에 필요한 요소이다. 체온이 떨어지면 몸은 에너지를 절약해서 '에너지 절약 모드'로 돌입한다. 쓸데없는 에너지 소비가 없어지므로 몸에 무리한 부담이 가지 않고, 그것이 장수로 이어진다고 생각한다.

또 먹는 양을 줄이면 허기가 져서 활력이 없어지는 것은 아닐까 걱정하는 사람도 있는데, 이 역시 그렇지 않다. 한 연구에서는 칼로리스로 우울증이 개선되었다는 보고도 있다. 적어도 필자와 주위의 칼로리스 실천자들 중에 칼로리스를 시작하고 활력이 사라졌다는 사람은 없다.

칼로리스는 간단히 실천할 수 있는 건강법이지만, 누구에게나 괜찮은 것은 아니다. 다음에 해당하는 사람은 칼로리스를 해서는 안 된다.

■ 임신 중이거나, 임신을 희망하는 사람

임신과 칼로리스의 관계에 대한 연구는 아직 진행되지 않은 단계이므로 임신 중인 사람은 칼로리스를 실천하지 않길 바란다. 또 임신을 희망하는 사람도 불임의 가능성이 높아질 것으로 추측되니 하지 말자. 왜냐하면 칼로리스를 하면, 우리의 몸은 유전자를 남기려고 하기보다는 자기 몸의 생존기간을 연장하려고 하기 때문이다.

■ 미성년, 성장기인 사람

성장기에 있는 사람은 칼로리스로 인해 성장이 저해될 우려가 있다.

■ 75세 이상의 고령자

고령자는 원래 섭취 칼로리가 적으므로 그 이상으로 칼로리 제한을 하게 되면 위험이 뒤따른다.

어쨌거나 칼로리스를 실시하려면 건강해야 한다. 뭔가 지병을 가지고 있는 사람은 반드시 주치의와 상담을 해야 한다. 무리한 칼로리스 역시 금물이다. 칼로리스는 다이어트와는 다르다. 섭취 칼로리를 갑자기 떨어뜨려서 급격히 체중을 줄이는 것은 칼로리스가 지향하는 바가 아니다.

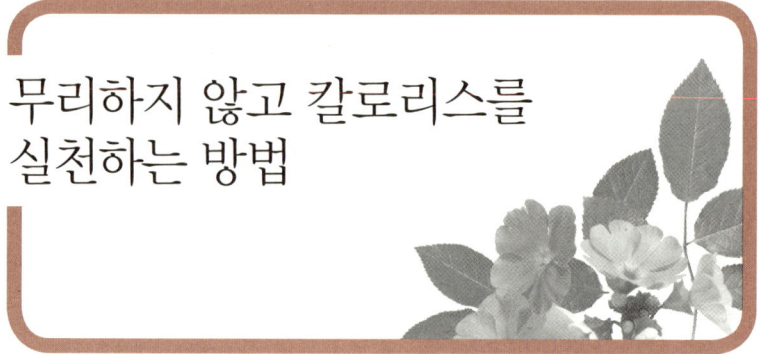

무리하지 않고 칼로리스를 실천하는 방법

칼로리스의 실천은 장수로 이어진다. 하지만 이를 실천하기란 꽤 어렵다. 식욕 조절은 물론이고, 칼로리를 억제하면서 필요한 영양소를 균형 있게 섭취하는 것이 중요하다.

여기, 칼로리스를 오랫동안 지속하기 위해 지켜야 할 포인트와 팁이 있다. 필자가 직접 실천하고 있는 것들이니 꼭 참조하기 바란다.

■ 꼭꼭 씹어 먹는다

칼로리스의 실천에서 중요한 것 하나는 적은 칼로리로 얼마나 포만감을 얻을 수 있느냐이다. 포만감을 느끼려면 식사를 할 때 잘 씹어 먹는 것이 중요하다. 시간을 들여서 꼭꼭 씹어 먹으면 포만중추가 식사 중에 기능하여 과식을 막아준다. 제대로 씹지 않고 삼켜 버리는 식사법으로는 식욕의 제동이 늦게 걸리므로 과식을 하게 된다.

■ 식재료나 조리법을 칼로리가 낮은 것으로 바꾸어 본다

영양소는 크게 지방, 단백질, 탄수화물의 세 가지로 나뉜다. 지방은 단백질이나 탄수화물에 비해 같은 중량으로 비교해 보았을 때 2배 이상 많은 에너지를 가지고 있다 1g당 단백질과 탄수화물은 4kcal, 지방은 9kcal. 따라서 일단은 지방을 줄이는 것이 간단하다. 튀긴 닭이 아니라 구운 닭을 먹거나, 마요네즈는 저칼로리 마요네즈, 드레싱은 오일이 들어가지 않은 것, 튀김국수 대신에 미역국수를 먹는 등 의식적으로 지방을 줄이기 위한 시도를 해보면 어떨까?

다만, 지방을 너무 과도하게 줄여서도 안 된다. 현재 일본인의 지방 에너지비 일일 섭취 칼로리 중 지방의 비율는 약 25%라고 한다. 일반적으로 15% 이하가 되면 뇌출혈이 증가하며, 30% 이상이 되면 심장질환이 증가한다고 한다.

■ 간식을 잘 이용한다

간식시간이라고 하면 보통은 10시와 15시이다. 오래전부터 다들 그렇게 해오고 있는데, 이 간식시간은 칼로리스를 실천할 때에도 의미가 있다. 이 시간에 가볍게 간식을 먹으면 그 후에 기다리고 있는 점심과 저녁의 과식을 막을 수 있다. 사과나 블루베리 등 당분이 적은 과일, 아몬드나 땅콩 등의 견과류, 카카오를 많이 함유한 초콜릿 등을 조금 먹어 공복을 달래는 것이 좋다. 단, 간식을 너무 많이 먹지 않도록 주의해야 한다.

■ GI수치가 낮은 것을 고른다

GI수치란 탄수화물이 소화되어 당이 되는 속도를 수치화한 것이다. GI수치가 낮은 식품일수록 당이 되는 속도가 느리므로, 혈당치가 높아지는 속도도 늦다. 혈당치가 급격히 올라가면 인슐린의 분비가 급속히 촉진되고, 췌장에 부담이 가면서 당뇨병의 위험이 높아진다. GI수치가 낮은 식품을 의식적으로 섭취했더니 혈중 HDL 등의 좋은 물질은 증가하고, 중성지방의 혈중 농도가 낮아지면서 체중이 줄었다는 보고도 있다. 소위 말하는 저인슐린 다이어트이다. 식품 선택 시 다음 쪽에 제시된 식품별 GI수치표를 참고하도록 하자.

■ 탄수화물은 마지막에 먹는다

우리는 어렸을 때부터 밥과 반찬을 번갈아 먹으라고 배워왔지만, 그런 식사 방법은 건강장수를 생각했을 때 그리 권장할 만한 것이 못 된다. 식사를 할 때 짧은 시간 내에 쌀 등의 탄수화물을 먹으면 혈당치가 급격히 상승하기 때문이다. 따라서 마지막에 밥이나 간단한 곡물류를 먹는 것이 이상적이다. 온천여관에서 나오는 전통적인 일본 요리도 마지막에 밥과 된장국, 절임 반찬 등이 나오는데 이 역시 바람직한 식사법이다.

식품의 GI수치

	GI수치가 높은 식품		GI수치가 낮은 식품	
곡물, 빵, 면류	정백미 식빵 바게트 우동 건조 파스타 크로와상	81 91 93 85 65 70	현미 소맥 전립분빵 라이맥빵 일본 메밀국수 전입분 파스타 중화국수	55 50 50 54 50 50
채소, 콩류	감자 당근 옥수수 단호박	90 80 70 65	고구마 청완두콩 꼬투리 강낭콩 토마토 잎채소, 버섯류 등	55 45 26 30 0~25
과일	파인애플 포도(거봉) 수박 바나나 황도(통조림)	65 50 60 55 63	오렌지 사과 자몽 딸기 키위	31 39 31 29 35
육류, 어패류			소고기, 돼지고기, 닭고기 어류 전반	45~49 40
유제품	아이스크림	65	우유 플레인 요구르트 치즈	25 25 35

■ 끈적이는 것을 제일 먼저 먹는다

　식사 시 낫토, 참마, 참피나무, 나도팽나무버섯, 오크라 등의 끈적이는 식품을 제일 먼저 먹으면 혈당치가 급격히 상승하는 것을 막을 수 있다. 이들 식품에는 무틴이라는 성분이 들어 있는데, 이 무틴에는 혈당치의 상승을 억제하는 효능이 있기 때문이다.

■ 녹황색 채소를 먹는다

당근, 브로콜리, 시금치, 토마토 등의 녹황색 채소는 항산화물질을 많이 함유하고 있으며, 소화를 돕는 효과가 있다. 게다가 녹황색 채소는 일반적으로 씹는 맛이 풍부하므로 타액 분비도 원활해진다. 포인트는 색이다. 풍부한 녹황색 채소를 사용한 '화려한' 식사가 이상적임을 기억하자.

■ 감자튀김을 먹지 않는다

먹기 시작하면 손을 뗄 수 없는 감자튀김. 맛있다는 건 잘 알지만 필자는 먹지 않는다. GI수치가 높은 식품인 감자를 기름에 튀기기까지 했으니, 칼로리스를 실천하는 사람으로서는 가장 피해야 할 음식이다.

■ 트랜스지방산을 멀리한다

스낵과자, 빵 등에 들어 있는 마가린이나 쇼트닝 등의 기름에는 트랜스지방산이라고 하는 인공지방산이 함유되어 있다. 트랜스지방산은 LDL콜레스테롤_{좋지 않은 콜레스테롤}을 증가시키고, 심장질환의 위험을 높인다고 한다. 패스트푸드점의 튀김 기름에도 많이 들어 있으니 주의가 필요하다.

기름 중에서 적극적으로 섭취해야 할 것은 DHA_{도코사헥사엔산}나 EPA_{에이코사펜타엔산} 등의 다가불포화지방산이다. 고등어나 정어리 등의 푸른 생선과 연어, 들깨기름 등에 많이 함유되어 있으며, 고지혈증이나 동맥경화를 예방하는 효능이 있다. 건강보조제의 형태로 섭취하는 것도 하나의 방법이다.

■ 매일 체중을 측정한다

칼로리스는 다이어트는 아니지만, 칼로리를 제한하는 것이니 올바르게 지속하면 체중은 줄어든다. 자신의 건강 상태를 파악하기 위해서는 매일 아침 체중계에 올라가자. 체중이 급격히 줄었다면 칼로리 제한이 과도했기 때문일 수도 있다. 재미있게도 칼로리스를 실천하면 자신의 몸 상태에 민감해진다. 자신에게 있어 '최적의 영양'이 무엇인지 알 수 있으며 먹는 양을 자연스럽게 조절할 수 있다.

■ 일주일 단위로 생각한다

가장 이상적인 것은 규칙적으로 생활하는 것이지만, 현실은 그렇게 되지만은 않는다. 필자도 일주일에 3~4일은 외식을 한다. 1일 단위로 칼로리 섭취량을 생각하면 아무래도 무리가 생겨서 지속하지 못할 가능성이 있으니, 여유를 가지고 일주일 단위로 칼로리스를 생각하는 것이 편하다. 전날에 회식 등으로 과식했다 싶으면 다음날은 아침 또는 점심식사를 거르거나 극히 가볍게 조절하면 되지 않겠는가. 융통성 있는 운용이 칼로리스의 실천 포인트이다.

■ 고민된다면 일본식으로

'식사는 약간 배가 고픈 듯이 먹어라', '간식은 10시, 15시에 먹어라' 등 일본의 전통적인 식습관은 시사하는 바가 상당히 크다. 또한 전통적인 일본식은 건강장수에도 이상적이다. 일본식으로 먹을지 양식으로 먹을지 고민된다면 일본식을 선택하자. 일반적으로 일본식이 지방의 양이 적고 칼로리도 낮기 때문이다.

하루 6,000보 걷기

칼로리스는 운동과 병행하면 더욱 많은 효과를 보인다는 것이 실제로 증명되었다. 필자 역시 평소에 되도록 많이 걸으려고 노력하며 주말에는 수영장에서 500~1,000m씩 수영을 한다. 건강장수라는 점에서 보면 특히 걷기를 추천한다. 걷기는 빠른 걸음으로 걸을 때 달리기보다 더 질 좋은 유산소 운동을 할 수 있다는 전문가의 견해도 있다. 확실히 달리는 행위에 위험이 있는 것은 사실이다. 순환기계에 상당한 부담이 걸리고, 무릎 등을 손상시킬 위험도 크다.

하루 만 보 걷기가 좋다고 하지만 그것은 어디까지나 이상치이다. 한 연구에 따르면 6,000보 정도로도 충분한 효과를 기대할 수 있다고 한다. 6,000보는 어느 정도일까? 보폭은 신장에서 100cm를 뺀 정도라고 하니, 가령 170cm의 사람이라면 보폭이 70cm이고, 70cm

×6,000보=4.2km이다. 1분에 80~100m의 속도가 이상적이라고 하니 대략 40분에서 50분 정도를 걸으면 되겠다. 이것을 많다고 느낄지 적다고 느낄지는 개인에 따라 다르겠지만 그렇게 어려운 숫자는 아니다.

만보계를 가지고 다녀보면 어떨까? 걸음을 세어주는 계측기가 없으면 몇 걸음을 걸었는지 알 수 없다. 최근에는 칼로리 소비 계산이 가능한 제품도 판매되고 있어 편리하게 이용할 수 있다. 만보계를 가지고 다녔을 때의 이점은 자신이 지금 얼마나 걸었는지 늘 파악할 수 있으므로 '좀 더 걸어야지'하는 적극적인 마음을 먹을 수 있다. 오늘 조금 모자라게 걸었다 싶으면 집으로 가는 경로를 변경하거나 장 보는 가게를 다른 곳으로 바꾸어 가볼 수도 있다.

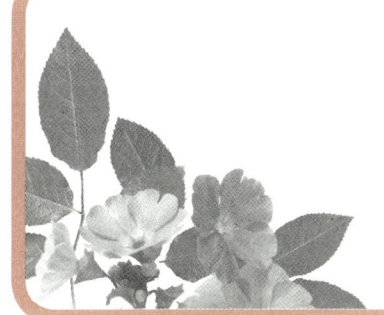

근력 트레이닝을 적절히 실시하자

　근력 트레이닝을 실시함으로써 근력뿐만 아니라 골밀도도 유지할 수 있다는 것은 잘 알려져 있다. 나이가 들어 거동을 못하게 되는 원인은, 넘어져서 생긴 골절상 때문인 경우가 상당수다. 근력과 골밀도가 어느 정도 있으면 그러한 위험을 줄일 수 있다.

　근력 트레이닝을 효과적으로 실시하기 위해서는 큰 근육을 단련해야 한다. 큰 근육이란 큰가슴근대흉근+상완 삼두근, 대퇴 사두근+큰볼기근대둔근, 배근, 복근, 장딴지하퇴 삼두근, 큰허리근대요근 등이다. 이들 근육을 단련함으로써 다른 근육도 함께 단련되니 이 정도면 충분하다. 나이가 들면서 급격히 쇠약해지는 것은 대퇴 사두근, 상완 삼두근, 복근이다. 자세의 좋고 나쁨에 관계되는 배근을 단련하는 것도 중요하다.

다음 쪽에 여섯 개의 근력 트레이닝을 운동 강도별로 일러스트화하여 실었다. 어디까지나 본인의 체력에 무리하지 않는 수준에서 처음에는 각각 10~20회 정도로 실행하고, 어느 정도 익숙해지면 30회로 늘리는 방식으로 진행하는 것이 좋겠다. 갑자기 부하가 걸리면 관절이 손상되거나 다음 날 심한 관절통에 시달리게 된다. 꾸준히 지속하는 것에 의미가 있으므로 무리한 운동은 절대 금물이다.

근력 트레이닝은 주 2회 정도로도 충분한 효과를 볼 수 있다고 하니 격일로 실시하는 것이 이상적이다. 매일이든 격일이든 거의 효과는 비슷하다고 한다. 스트레칭도 생활화하면 좋은 운동이다. 철이 녹스는 것과 마찬가지로 사람의 몸도 녹이 슨다. 윤활유가 되는 스트레칭을 통해 녹스는 것을 예방하도록 하자.

큰가슴근 + 상완 삼두근

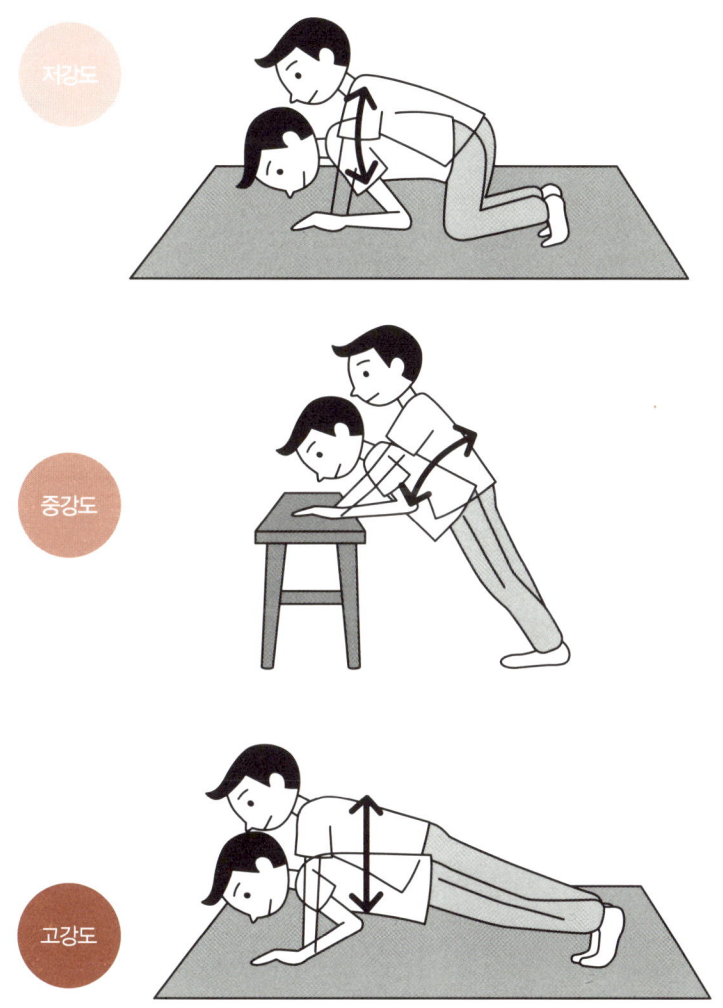

대퇴 사두근 + 큰볼기근

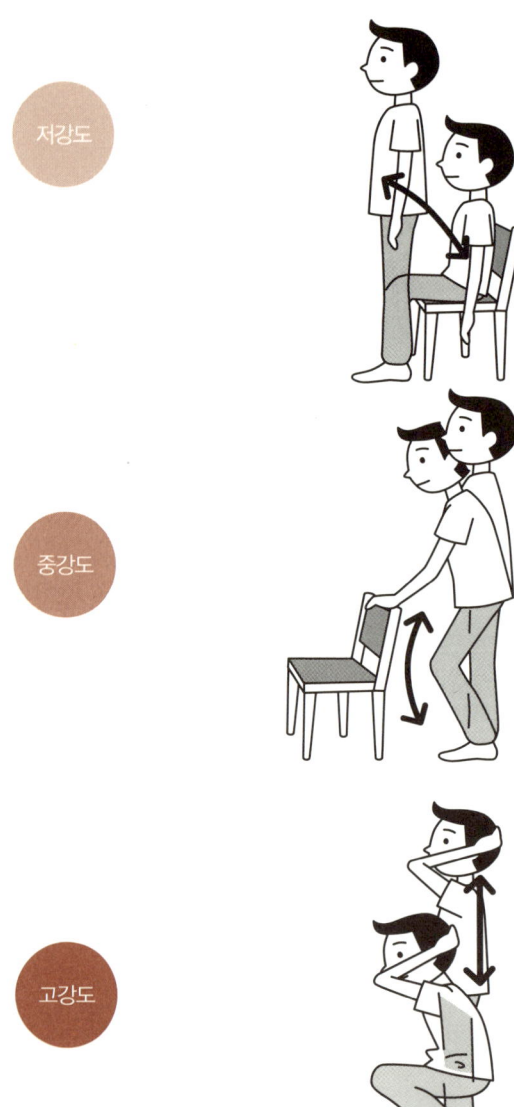

저강도

중강도

고강도

배근

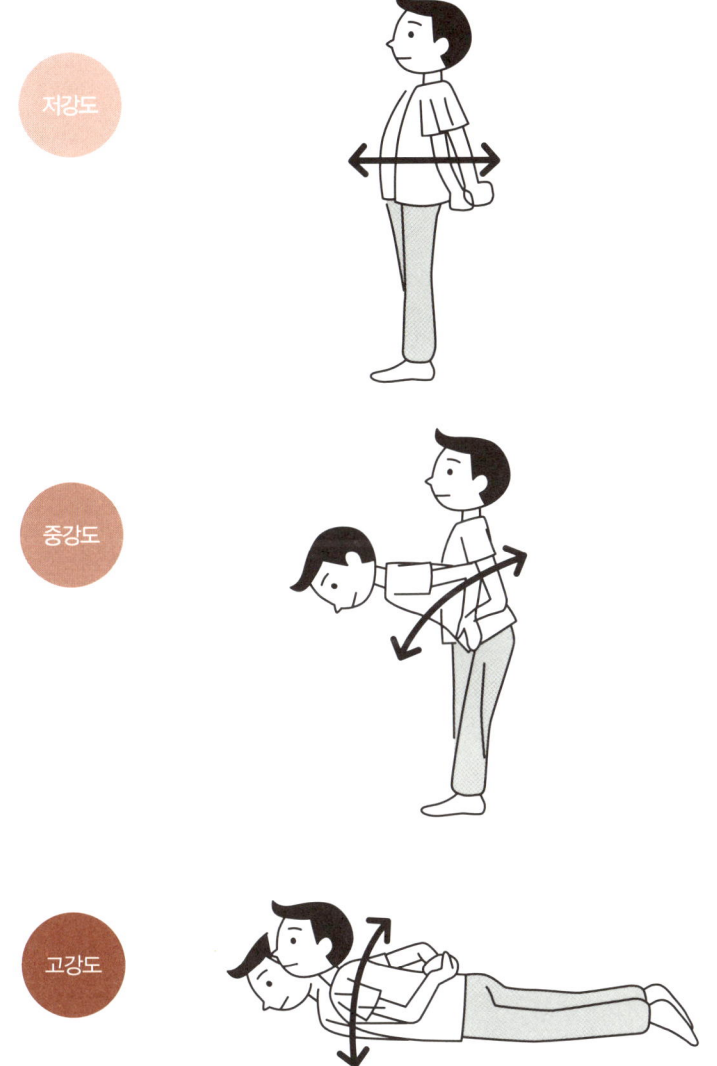

저강도

중강도

고강도

복근

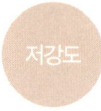
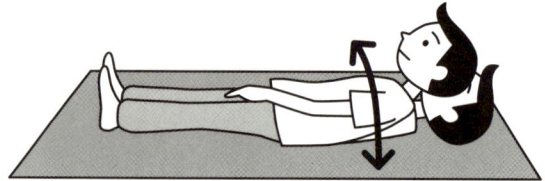

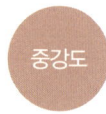
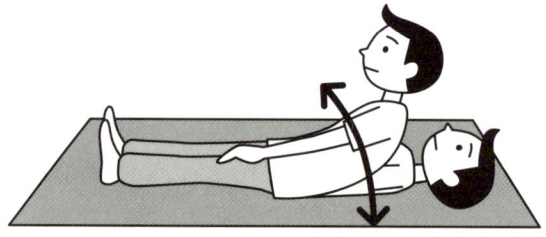

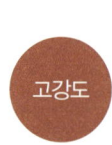
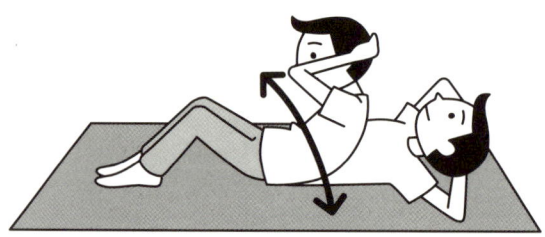

장딴지

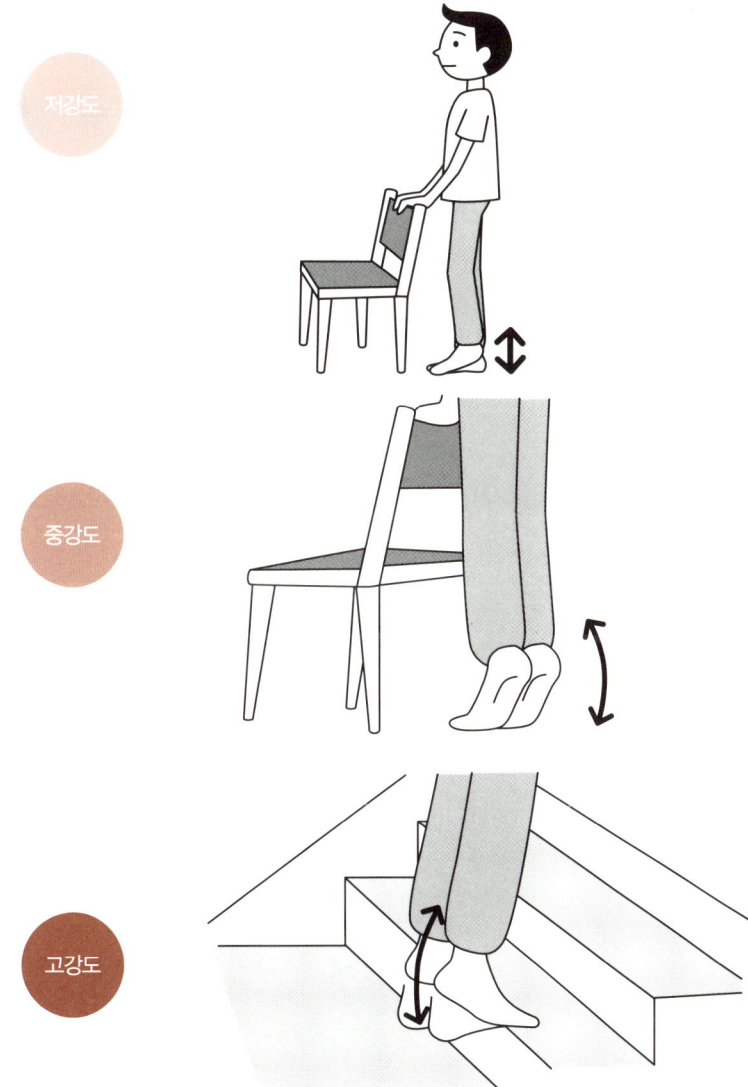

159

큰허리근

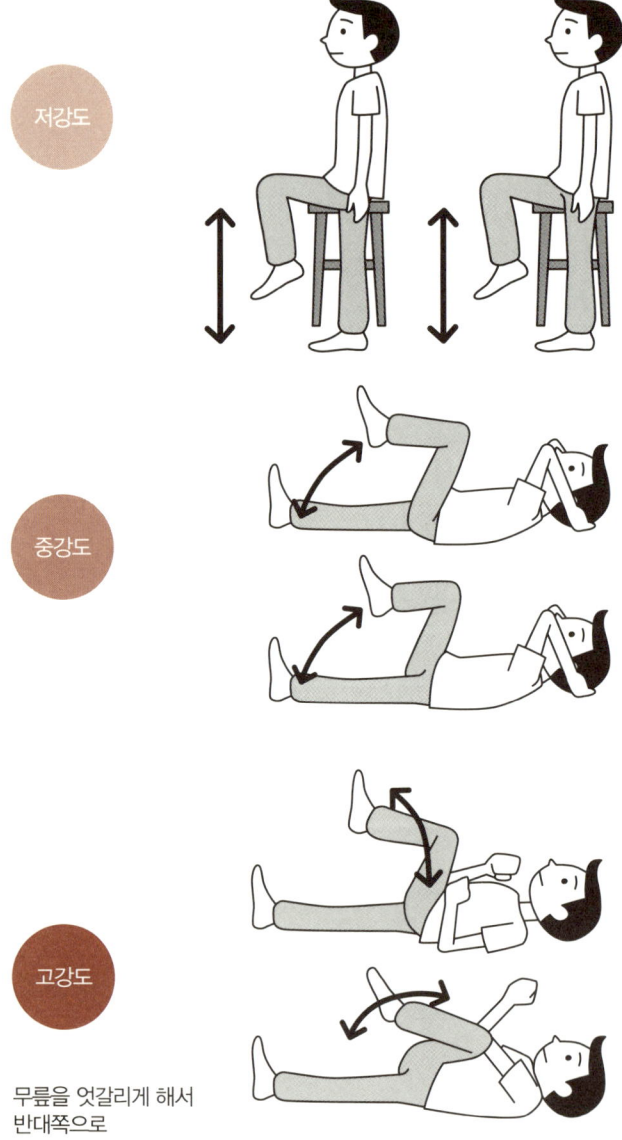

저강도

중강도

고강도

무릎을 엇갈리게 해서 반대쪽으로

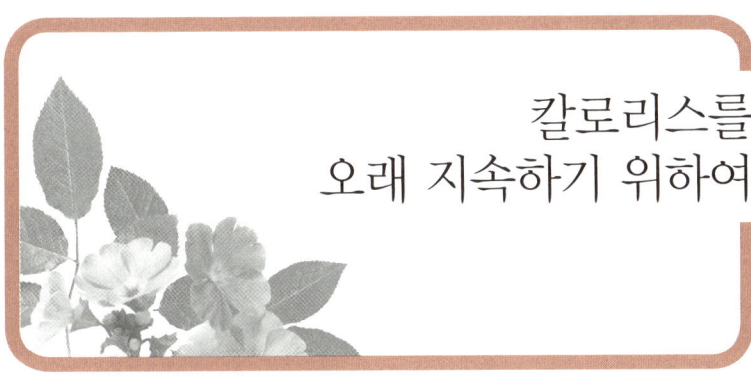

칼로리스를 오래 지속하기 위하여

　이번 장의 마지막에는 칼로리스를 지속시키기 위해서 어떠한 사고방식이 필요한지 정리해 보았다.

　먼저 몸에 좋지만 맛이 없는 음식으로는 칼로리스를 오래 지속할 수 없다. 인간의 식사는 사료가 아니기에 몸에 좋다고 해서 건강보조제만 먹으면 살 수 있는 것은 아니다. 맛있다는 감각은 매일 맛있는 음식을 먹으면서 길러지며, 인간의 감정은 과거의 기억에서 나오는 것이라고 한다. 그런 관점에서 음식이 맛있다는 기억, 이것을 먹으면 몸에 좋다는 기억, 무농약 농산물의 맛이라는 기억 등을 쌓아나가는 것은 칼로리스에 매우 중요하다. 맛있는 것을 먹으며 진행하는 칼로리스가 오래도록 지속하기 쉽다는 점을 생각해 볼 때, 맛있는 것을 먹었다는 기억의 축적이야말로 칼로리스 실천의 열쇠라 하겠다.

음식의 취사 선택에는 지식뿐만 아니라 맛이라는 요소의 영향이 크다는 것은 다 알고 있다. 평소에 몸에 좋은 것, 맛있는 것을 먹어서 감각기로서의 입의 기능을 단련시키고 그로 인해 미각이 민감해졌으면 한다. 첨가제가 가득한 식품만 매일 먹으면 그 맛에 익숙해져 선택의 기준이 둔해진다.

'문명'으로서의 의료가 진보하고 그 은혜로 우리는 칼로리스 실천이 장수의 비결임을 알았다. 하지만 인간은 문명뿐만 아니라 '문화'라는 훌륭한 것 또한 가지고 있다. '문화'로서의 '식'은 우리의 삶을 매우 풍요롭게 만들어 준다.

문명에 의해 얻어진 칼로리스를 통한 장수라는 혜택은 '식'이라는 문화를 희생시키고 성립하는 것이 아니다. 우리는 풍요로운 식문화와 칼로리스의 실천, 이 두 가지를 충분히 향유할 수 있다. 앞서 말했듯이 인간의 식사는 동물의 사료가 아니다. 맛이 없는 것을 억지로 참으면서 먹는다면 인간이 인생을 풍요롭게 만들기 위해 오랜 기간에 걸쳐 만들어 온 '식'이라는 '문화'를 내팽개치는 셈이다.

이왕 장수하는 것, 그 긴 인생을 더욱 윤택하고 풍요롭게 보내야 하지 않겠는가.

이것만은 기억하자

- 식생활의 좋고 나쁨이 건강 수명을 결정한다.

- 최신의 연구를 통해 '칼로리스(칼로리 제한)'가 수명을 연장한다는 사실이 밝혀졌다.

- 칼로리스의 기준은 필요 칼로리의 70% 정도이다.

- 갑작스럽게 식사량을 줄이거나 식단을 변경하면 칼로리스를 오래 지속하기 어렵다.

- 75세 이상의 고령자나 성장기에 있는 사람들은 칼로리스를 실행하기에 적합하지 않다.

- 칼로리스 실천의 포인트는 '꼭꼭 씹어 먹는다', '칼로리가 낮은 식재료 및 조리법을 고른다' 등이 있다.

- 하루 단위가 아니라 일주일 단위로 생각하면 큰 부담 없이 칼로리스를 실천할 수 있다.

- 운동을 같이 하면 칼로리스의 효과가 배가된다.

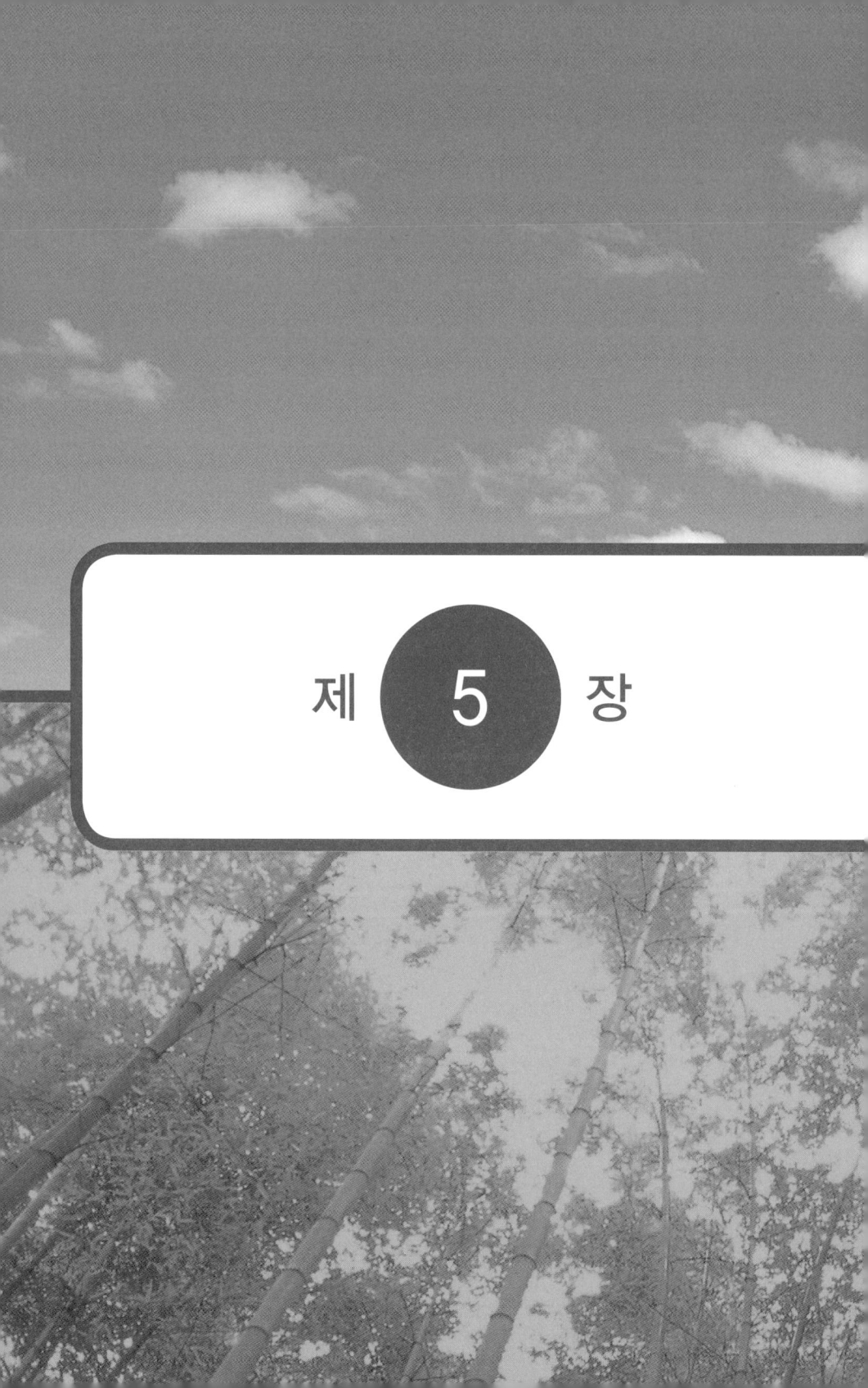

제 5 장

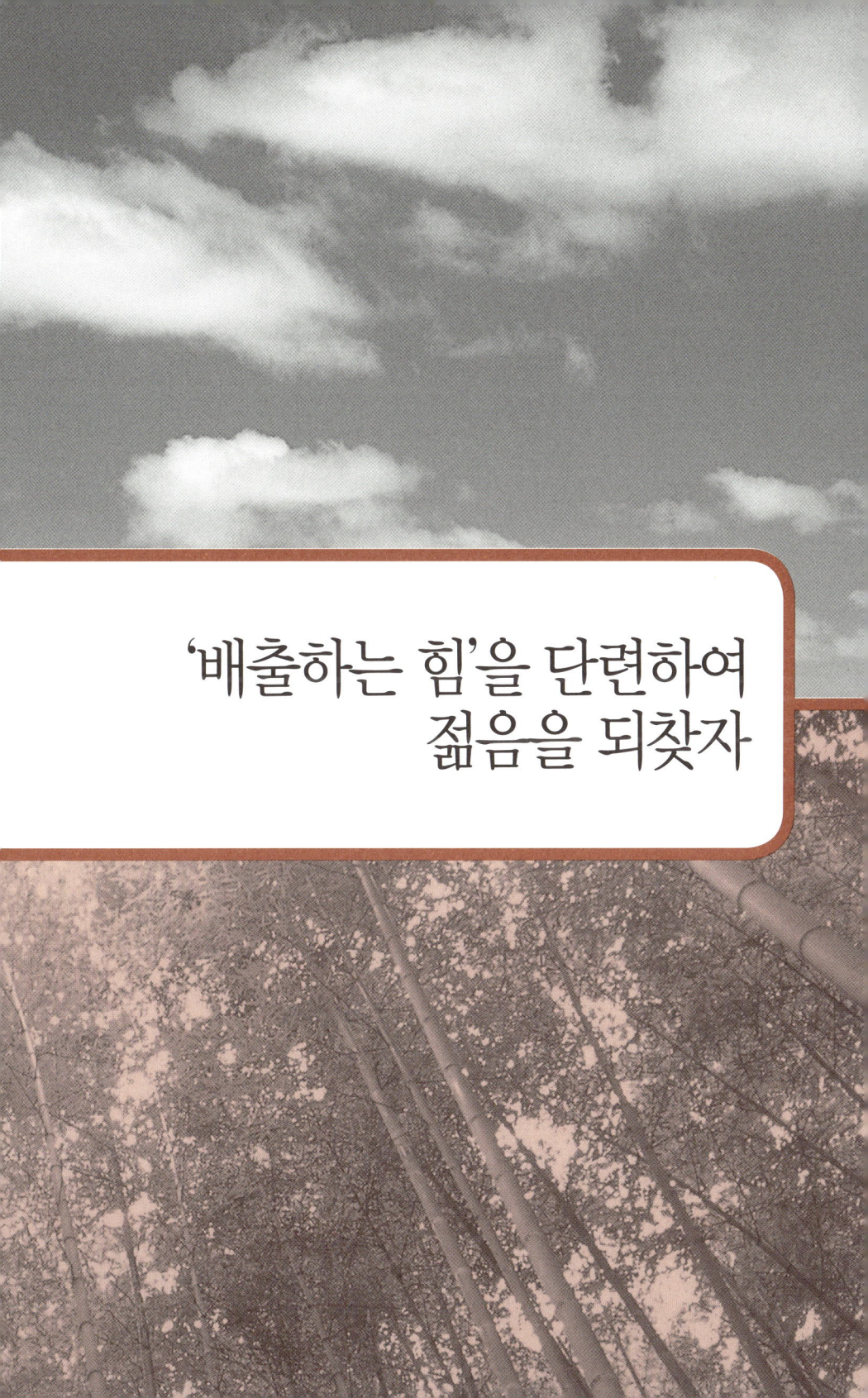

'배출하는 힘'을 단련하여 젊음을 되찾자

현대는 첨가물이나 오염물질 등 인체에 악영향을 미치는 물질들로 넘쳐 난다. 이러한 물질로부터 몸을 지키는 것도 '먹는 힘을 단련하는' 것이다. 나아가 그런 유해물질을 어떻게 잘 배출할 것인지, 이 역시 건강장수를 실현하는 데 중요한 요소이다. 안티에이징 의학의 기본은 필요한 것은 섭취하되, 불필요한 것은 피하고 배출하는 것이다.

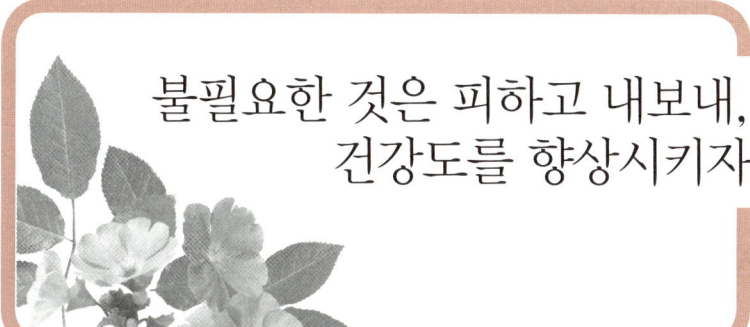

불필요한 것은 피하고 내보내, 건강도를 향상시키자

이 책을 쓸 때 참고로 한《우리들 당뇨인, 활기찬 데는 이유가 있다》라는 책에 흥미로운 구절이 있었다. 요약하자면 이런 이야기다.

"옛날에는 사람이 죽으면 관에 드라이아이스를 가득 넣었는데, 최근의 시체는 여름에도 드라이아이스 하나면 충분한 경우가 많다. 그래도 시체가 썩지 않는다. 아무래도 음식물에 들어 있는 방부제가 깊이 관련된 것은 아닌지 모르겠다."

현대식은 첨가물(방부제)이 가득하며 그것을 계속 먹다 보니 '잘 썩지 않는 몸'으로 바뀌어 버렸다는 말이다. 물론 제대로 된 검증이 필요하며 아직 추측의 영역을 벗어나지 못했지만 참으로 무서운 이야기가 아닌가?

미국 캘리포니아 주의 어느 초밥 레스토랑 입구 옆에는 다음과 같은 주의사항이 적힌 간판이 있다.

"참치를 너무 많이 먹으면 인체에 유해한 영향을 미칠 수 있습니다."

먹이사슬의 최상위에 있는 참치는 수은 등의 유해 금속 오염의 위험이 있기 때문이다.

현대는 첨가물이나 오염물질 등 인체에 악영향을 미치는 물질들로 넘쳐 난다. 이러한 물질로부터 몸을 지키는 것도 '먹는 힘을 단련하는' 것이다. 나아가 그런 유해물질을 어떻게 잘 배출할 것인지, 이 역시 건강장수를 실현하는 데 중요한 요소이다. 안티에이징 의학의 기본은 필요한 것은 섭취하되, 불필요한 것은 피하고 배출한다는 것이다.

그런데 먹이사슬의 정점에 있는 것은 인간이다. 즉 축적된 유해물질의 해를 가장 많이 받는 것이 인간이다. 가령 농작물의 경우, 오염된 대기에 의해 유해물질을 함유한 비가 내리고 밭이나 목초지 등으로 흘러들어 간다. 농작물은 뿌리에서 이러한 물질을 빨아들인다. 그리고 유해물질이 들어간 농작물을 인간이 먹고, 목초는 소 등이 먹는다. 목초에 들어 있는 유해물질은 미미하지만 그 목초들을 대량으로 먹는 소의 체내에는 나름의 양이 축적된다. 그것을 인간이 고기와 우유로 섭취한다. 자연히 인간에게 축적되는 유해물질의 양은 소에 비해 많아진다.

물고기도 마찬가지다. 공장 폐수 등에 의해 바닷물로 흘러 들어가는 유해물질수은 등을 제일 먼저 식물플랑크톤이 섭취하고, 그것을 동물플랑크톤이 먹고, 또 그것을 작은 물고기들이 먹은 다음 최종적으로는 참치나 가다랑어 등의 덩치 큰 물고기가 먹는다. 먹이사슬이 복잡해질수록 축적되는 유해물질의 양이 점점 많아지는 것은 설명할 필요도 없다.

그리고 그것들을 가장 마지막에 먹는 최종 포식자는 바로 인간이다. '참치는 위험하다'고 미국의 레스토랑에서 경고문이 제출된 후 '임산부는 금눈돔 등을 삼가는 것이 좋다'라는 주의사항이 후생노동성에서 공표된 것도 이러한 이유에서다.

심신을 해치는 중금속 오염

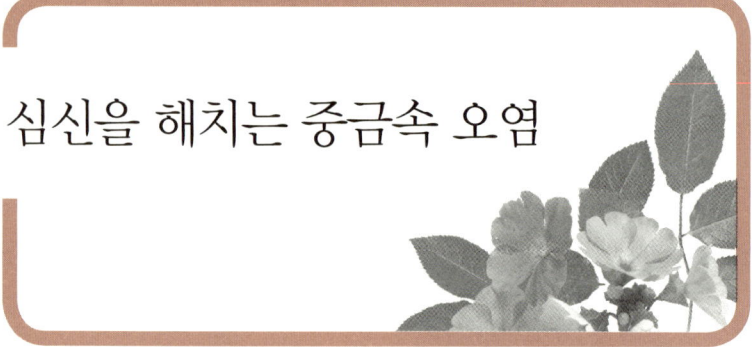

지금 지구는 대기 오염, 토양 오염, 먹거리 오염 등의 환경 오염 문제를 안고 있다. 이들 환경 오염의 주역이 바로 중금속이다. 중금속은 알루미늄이나 마그네슘, 티탄 등의 비중이 작은 경금속에 비해 금이나 은, 구리처럼 비중이 4~5배 이상인 금속을 총칭하는 말이다.

중금속에는 독성이 강한 것이 많으며, 미량일지라도 반복적으로 섭취할 경우 체내에 누적되어 해를 끼치게 된다. 미나마타병_{일본 미나마타 시에서 발생한 수은에 의한 공해병. 증상이 나타난 지 3개월 만에 중증 환자의 절반이 사망한 사건}은 유기수은 중독, 이타이이타이병_{'이타이이타이'는 '아프다아프다'라는 뜻으로, 뼈가 물러지는 공해병}은 카드뮴 중독이 원인이었다. 납이나 비소 역시 중금속 오염을 일으키는 대표적인 물질로, 인체에 불필요할 뿐만 아니라 심각한 해를 끼친다.

그렇다면 이처럼 우리 몸에 나쁜 영향을 끼치는 중금속들은 각각 어디에 주로 포함되어 있으며 어떠한 건강 장애를 일으키는지 간단히 살펴 보기로 하자.

수은은 큰 어패류, 오염된 물, 파손된 형광등, 치아의 보철물뒤에서 상세히 기술에 들어 있다. 소화기능 이상, 신장 장애, 중추신경계 장애를 일으키고, 체내 오염이 진행되면 건망증이 심해지기도 한다. 최근에는 아토피성 피부염과의 연관성도 보고되고 있다.

납은 수도의 납관, 통조림, 염색약, 담배, 인쇄물, 배기가스, 액세서리 등을 통해 체내로 들어간다. 납이 지나치게 축적되면 신경 장애, 고혈압, 태아나 아이의 발달 장애를 일으킨다. 원래 납 중독은 탄광 노동자들에게 많이 나타났으며, 신경계가 손상되어 급성인 경우에는 죽음에 이르기도 한다.

카드뮴은 타이어의 분진, 배기가스, 담배, 석유나 석탄 등을 통해 체내로 들어가 골다공증, 골연화증, 빈혈 등을 일으킨다. 흡연자의 카드뮴 농도는 비흡연자의 2배라는 보고도 있다.

비소는 잔류농약, 우물물, 어패류 등에 들어 있으며, 색소침착, 피부각화증, 피부암 등을 일으킨다. 와카야마 카레 살인사건1998년 와카야마의 축제에서 카레라이스를 먹은 주민 4명이 사망, 63명이 중경상을 입었는데, 급성 비소 중독이 원인이었음은 비소를 사용한 독물 살인이었다.

위의 예처럼 중금속은 강한 독성으로 심각한 질병을 야기하는 물질이지만, 개중에는 우리 인체에 반드시 필요한 것도 있다. 바로 철,

구리, 아연 등이 그러하다. 철분이 부족하면 빈혈을 일으키기 쉽고 아연 부족이 미각 장애를 초래한다는 것은 잘 알려져 있다.

  중금속이 인체에 유해한 까닭은 효소의 활동을 저해하기 때문이라고 한다. 인간의 몸에는 수천 개의 효소가 있으며, 각각의 효소는 대개 하나의 중금속과 결합하고 있다. 아연 하나만 보더라도 결합되는 효소는 300종류라고 한다. 하지만 불필요한 중금속이 들어오면 우리 몸의 효소가 본래 결합해야 할 금속이 아닌 불필요한 금속과 결합해 버린다. 이리하여 효소의 활동이 멈추고 갖가지 장애가 유발되는 것이다.

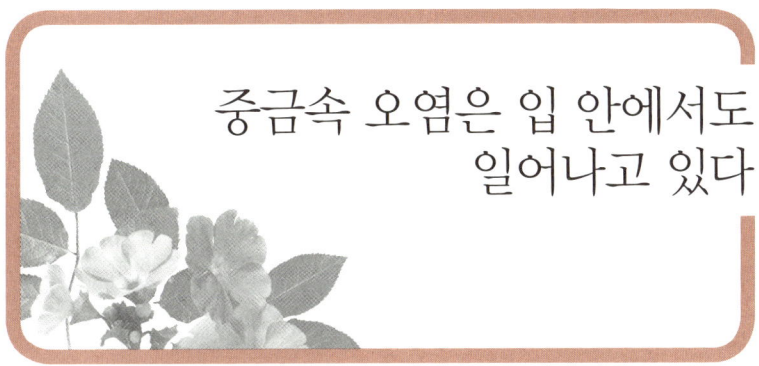

중금속 오염은 입 안에서도 일어나고 있다

　치과 영역에서의 중금속 오염에 대해서도 이야기해 보자. 중금속 오염과 관련해서는 오랜 기간 치과 진료에 사용되어 온 '아말감'이 있다. 아말감은 수은과 다른 금속구리나 은, 주석의 합금으로 치아의 충진제로 사용되어왔다. 충치를 치료한 부분에 은색 보철물을 하는데, 그것이 아말감이다. 부드러운 재질이므로 손쉽게 가공할 수 있는 데다 가격이 저렴하기 때문에 널리 사용되었다. 현재 일본에서는 별로 사용되지 않지만 2차 세계대전 후부터 최근 10년 전까지만 해도 일반적으로 쓰였다. 이 말은 어쩌면 독자 여러분의 치아에도 아말감이 충전되어 있을 가능성이 높다는 뜻 아닐까?

　아말감에 들어 있는 수은은 일단 폐로 들어간다. 거기서 약 90%가 체내의 다양한 장기로 운반되어 축적된다. 우리가 실시한 조사에서는 아말감이 충전된 치아가 늘어날수록 체내에 축적되는 수은의 양도 늘어난다는 것이 밝혀졌다. 이제까지는 아말감을 충전해도 그것으로부터 수은 증기 또는 수은 이온이 녹아나오는 양은 극히 미미했기 때문에 수은 중독이 생기는 일은 없다고 했다. 심각한 중독 발병률은 매우 적은 것이 사실이며, 보통은 거의 걱정할 필요가 없다.

하지만 수은은 미량만으로도 수은과민증을 발병시키기도 한다. 구강 내의 부종, 궤양, 혹은 습진이나 피부염 등이다. 수은 과민증은 금속 알레르기의 일종이다. 특히 아말감은 구강 점막이나 잇몸에 직접 접촉해 있는 경우가 많기 때문에 알레르기의 원인이 된다고 한다. 금속 알레르기는 한번 생기면 오랜 기간 고생하는 것이 특징이다. 그리고 아말감을 사용하면 그 주위의 파손이 일어나기 쉬워 충치의 발생빈도가 높아지는 것으로 알려져 있다.

입 안에 알레르기를 유발할 가능성이 높은 물질이 존재한다는 것은 늘 금속 알레르기의 위험에 노출되어 있다는 이야기가 된다. 지금까지 아무런 문제가 없었던 사람이라도 세월과 함께 금속이 점점 녹아 나오면서 금속 알레르기에 걸리기도 한다. 금속 알레르기의 자각 증상이 없는 사람이라도 전신에서 일어나는 다양하고 불쾌한 증상, 피부염 등이 있다면 이미 금속 알레르기에 걸린 것일지도 모른다.

참고로 일본인의 아말감 성분금속에 대한 감작양성률^{어떤 장애를 입을 확률}은 수은 11.1%, 주석 6.3%, 구리 10%, 은 0.1%이다. 즉 수은에 대해 10명에 1명꼴로 알레르기 증상을 비롯한 일종의 건강 장애를 입을 가능성이 있다는 것이다.

아말감의 사용에 대해서는 일본뿐만 아니라, 세계 각국에서도 찬반양론이 있다. 안티에이징 전문가로서 필자의 입장에서 본다면, 건강을 해칠 가능성이 있는 것은 제거해야 함이 옳다고 생각한다.

아말감에 의한 수은 중독을 포함해 자신의 중금속 오염이 어느 정도 진행되었는지 알고 싶은 사람이 많을 것이다. 그 경우에는 전문 클리닉에서 검사를 받아볼 수 있다. 모발 검사가 일반적인데, 머리카락을 150가닥 정도 잘라 유해 중금속의 양과 필수 미네랄의 양을 측정한다. 필자가 근무하는 대학의 안티에이징 외래에서도 모발 검사를 비롯한 다양한 검사를 실시하고 있다.

'배출하는 힘'을 단련하는 생활의 지혜

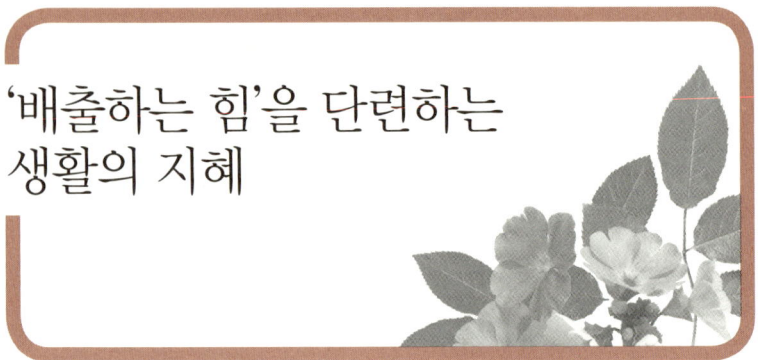

현대를 살아가면서 유해물질의 오염에 노출되는 것은 어쩔 수 없다. 문제는 체내에 들어온 중금속을 비롯한 유해물질을 얼마나 몸 밖으로 배출할 수 있는가에 있다. 최신 의학에서는 정맥 주사를 통해 유해물질을 배출하는 킬레이션 요법_{혈관 청소} 등이 있지만, 여기에서는 일상생활에서 간단히 할 수 있는 방법들을 소개하겠다.

참고로 필자도 이전에 모발 검사를 받은 적이 있다. 처음 검사를 받았을 때는 수은 수치가 높았지만, 참치 등의 큰 물고기의 섭취를 의식적으로 자제하고 물을 많이 마시려고 노력하자 약 1년 후의 검사에서는 수치가 개선되었다.

■ 물을 마신다

하루 1.5ℓ의 물을 섭취할 것을 권장한다는 이야기는 앞서 했다. 해보면 알겠지만 1.5ℓ의 물을 마시는 것은 그리 어렵지는 않다. 화장실에 자주 가야 하는 것을 걱정하시는 분이 계실지 모르지만, 유해 물질을 배출한다는 점을 생각하면 소변을 통해 몸 밖으로 물을 내보내는 것이 기본임을 이해할 수 있을 것이다. 땀으로 배출하는 것 또한 효과적인데, 그를 위해서는 운동이 필요하다. 운동하는 습관을 가지기 위해서 물을 많이 마시는 것은 의미가 있다.

그리고 기상 직후에는 반드시 물을 마셔야 한다. 수면 중에는 한 컵의 양에 달하는 수분이 소모된다고 하니 가벼운 탈수 증상에 빠져 있는 것과 마찬가지다. 혈전이 생기기 쉬운 것도 이 시간대이므로, 그로 인한 뇌경색이나 심근경색 등을 예방하는 데도 효과적이다.

■ 식이섬유를 섭취한다

소변과 땀 다음이 배변을 통한 배출이다. 이러한 배변이 원활하게 이루어지도록 돕는 것이 식이섬유이다. 식이섬유는 불용성과 수용성이 있다. 불용성 식이섬유는 말 그대로 물에 녹지 않는 식이섬유로, 채소나 버섯, 콩류에 많이 들어 있다. 물을 많이 흡수하여 장을 자극함으로써 장내 환경을 정돈한다. 수용성 식이섬유는 과일이나 당근, 곤약, 해초 등에 많이 들어 있다. 혈당치의 급격한 상승을 억제하거나 콜레스테롤을 감소시키는 작용이 있다.

식이섬유가 많이 들어 있는 식품은 어느 하나 할 것 없이 씹는 맛이 있다. 씹는 힘과 침의 힘을 단련한다는 의미에서도 매 끼니마다 반드시 식이섬유를 섭취해야 한다.

■ 발효식품을 섭취한다

장은 인간의 최대 면역기관이다. 장의 환경을 정돈하는 것은 유해물질에 대항하는 체내 환경의 정비로 이어진다. 된장이나 간장, 낫토, 김치, 요구르트 등의 발효식품은 장의 기능을 정비해 준다.

■ 간 기능에 효과가 있는 식품을 섭취한다

간은 대사 · 배출 · 해독을 관장하는 매우 중요한 장기이다. 알코올이 간에서 분해된다는 것은 모두 알 것이다. 이 간의 기능을 높여주는 식품성분으로는 문어나 조개류에 많이 들어 있는 타우린, 울금에 포함되어 있는 쿠르쿠민 등이 있다. 술을 자주 마시는 사람은 의식적으로 섭취하면 좋겠다.

■ 항산화물질을 섭취한다

유해금속으로부터 세포를 지키기 위해서는 항산화물질을 섭취해야 한다. 항산화물질로는 폴리페놀적포도주, 카로틴당근 등의 채소, 리코펜토마토, 테르펜버섯류, 베타글루칸버섯이나 해초류, 불포화지방산푸른 생선의 기름 등이 있다.

■ 가공식품을 멀리한다

　유해물질을 배출함과 동시에, 가급적이면 유해물질을 몸에 들어오게 하지 않도록 하는 것에도 신경을 써야 한다. 같은 돼지고기라도 안심 또는 삼겹살과 베이컨의 경우에는 함유된 첨가제나 염분의 양이 크게 다르다. 칼로리 또한 가공식품이 더 높다. 가급적이면 가공되지 않은 식품을 선택하는 것이 기본이다. 가장 많이 가공된 정크푸드류는 멀리하는 것이 현명하다.

옛 선인들의 장수비법을 다시 보자

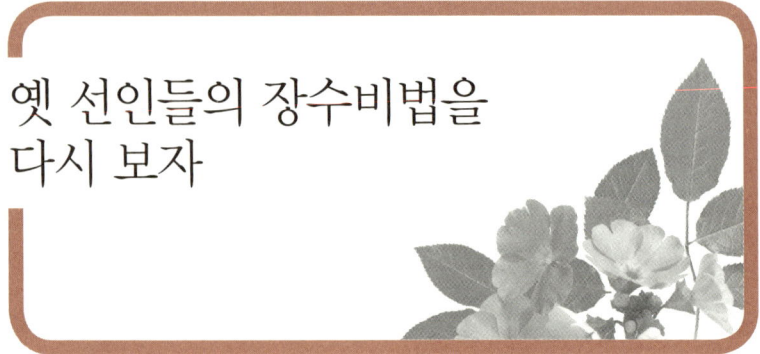

농약투성이의 수입채소와 무농약 국산채소, 가격이 같다면 어느 것을 고르겠는가? 대부분의 사람들은 후자를 고를 것이다.

현재 사용되고 있는 농약이나 식품 첨가물은 대부분이 인체에 유해하지 않다고 한다. 하지만 오랜 기간 축적되면 어떤 식으로든 영향을 미치리라 여기는 것이 당연하다.

인간의 몸이라는 것은 분자 단위에서는 끊임없이 바뀌고 있다. 몸의 구성요소가 되지 않는 물질이 들어오면 가령 그것이 무해하다고 해도 배출하는 데에는 에너지가 소모된다. 이것이 대사경로에 영향을 줄 가능성이 있다. 완전히 제어하지는 못하더라도 가능하면 불필요한 것이 들어가지 않은 식품을 고르도록 신경을 써야 한다. 모든 것이 세계화된 지금, 생산과 유통의 과정이 불투명한 블랙박스를 지나온 식품이 대량으로 일본에 수입되고 있다.

그렇기에 지금 필요한 것은 '식食에 대한 지적능력'이 아닐까 한다. 지적능력이란 정보를 수신하고 그것을 이해하고 정리하여 활용하는 능력을 말한다. 이 채소는 어디에서 생산되고 어떤 농약이 쓰였으며, 어떠한 유통경로를 거쳐 왔는지, 그리고 그 채소를 얼마나 먹어야 하는 것인지, 나아가 자신의 건강에 어떤 공헌을 하는지 등을 가끔씩은 의식할 필요가 있다.

안전한 식사에 비용이 드는 것은 사실이다. 나는 회를 좋아하지만 시판되는 튜브형 와사비는 먹지 않는다. 해외에서는 허가되지 않은 첨가물이 들어 있다는 이야기를 들었기 때문이다. 그러니 300엔의 문어회를 500엔도 더 하는 와사비로 먹는, 배보다 배꼽이 더 큰 짓을 하고 있다. 하지만 만족한다. 먹거리 안전과 풍요로운 식생활에 투자하는 것으로 큰 의미를 찾았기 때문이다.

'신토불이'라는 말이 있다. '신체身와 환경土은 불가분不二이다'라고 하여 '인간은 살고 있는 토지의 제철 작물을 상시 먹음으로써 신체와 환경이 조화를 이룬다'는 뜻이다. 제철 음식은 영양가가 높은 데다 자신이 거주하는 지역의 생산물은 신선하고 맛까지 좋다. 누가 어떻게 만들었는지도 분명하니 믿을 수 있다. 반면 입에 들어가기까지 오랜 시간이 걸리는 세계 각지의 음식을 먹고, 제철 음식도 아닌 것을 섭취하는 것은 왠지 모르게 불안하다. 지금 일본 각지에서는 직판장이 활발하게 운영되고 있다. 그야말로 '신토불이'를 땅에서 실현하는 사상이다. 슈퍼나 마트보다 가격은 비싼 것 같지만, 그것을 감수하고서라도 안전과 맛을 원하는 사람들이 늘어나고 있다.

'먹는 것으로 몸을 치료할 수 있다', '식사는 약간 배가 고픈 듯이 먹어야 건강하다' 그리고 '신토불이'까지. 예전부터 전해져 오는 옛 선인들의 장수비법에 건강한 생활을 영위할 수 있는 비결이 있는 건지도 모르겠다.

이것만은 기억하자

- '필요한 것은 섭취하고 불필요한 것은 배출하는 것'이 건강장수의 기본이다.

- 먹이사슬의 정점에 있는 인간은 유해물질에 오염될 위험이 극히 높다.

- 참치나 금눈돔 등의 생선을 너무 많이 먹으면 중금속 오염이 진행된다.

- 인체에 불필요한 중금속에는 수은, 납, 카드뮴, 비소 등이 있으며 미량의 섭취로도 몸과 마음의 문제를 초래한다.

- 충치 치료 등에 사용되어 온 아말감에는 수은이 포함되어 있어, 다양한 질병을 초래할 수 있다.

- 배출하는 힘을 기르기 위해서는 '물을 많이 마시고', '식이섬유나 발효식품 등을 많이 섭취하며', '가공식품을 멀리하는 것' 등이 중요하다.

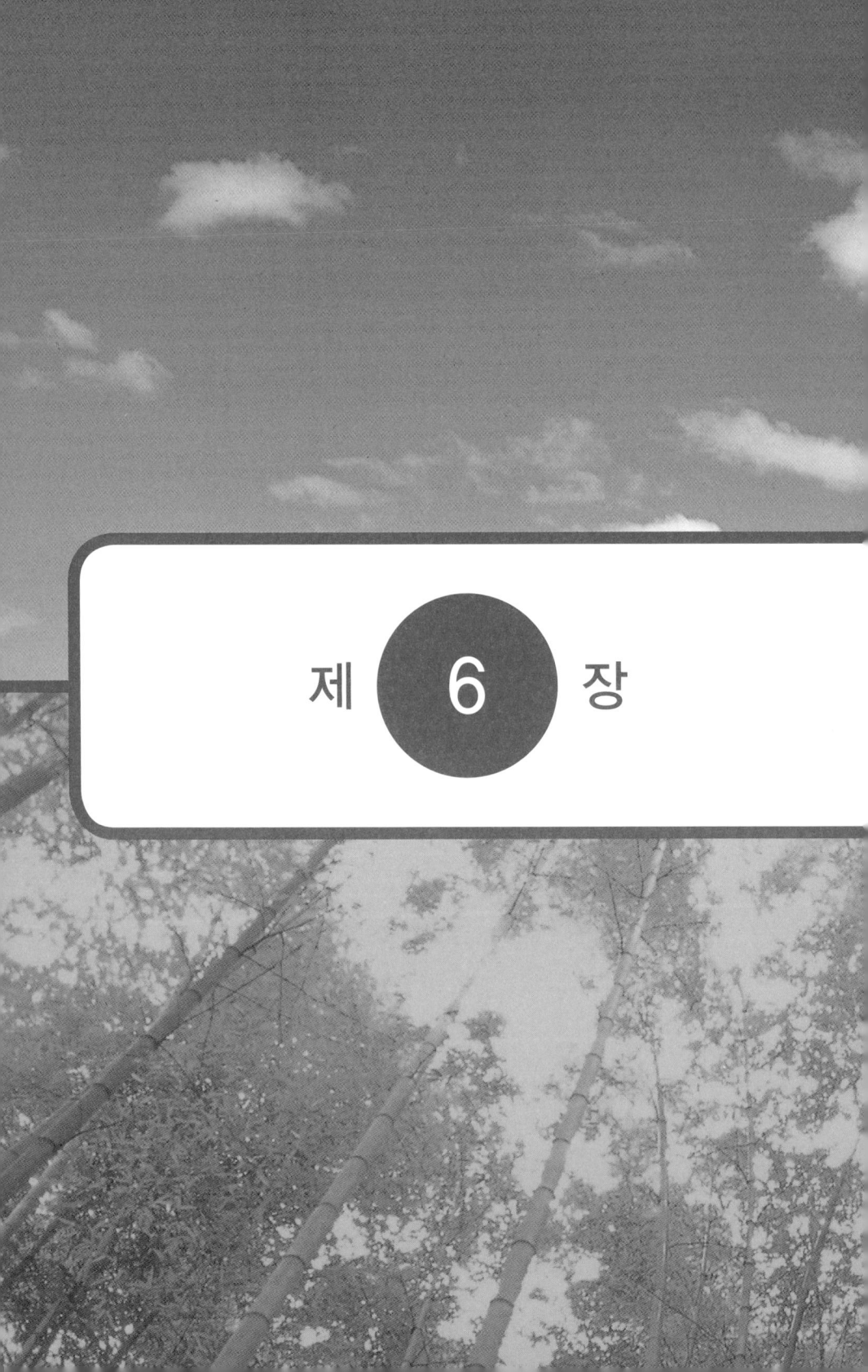

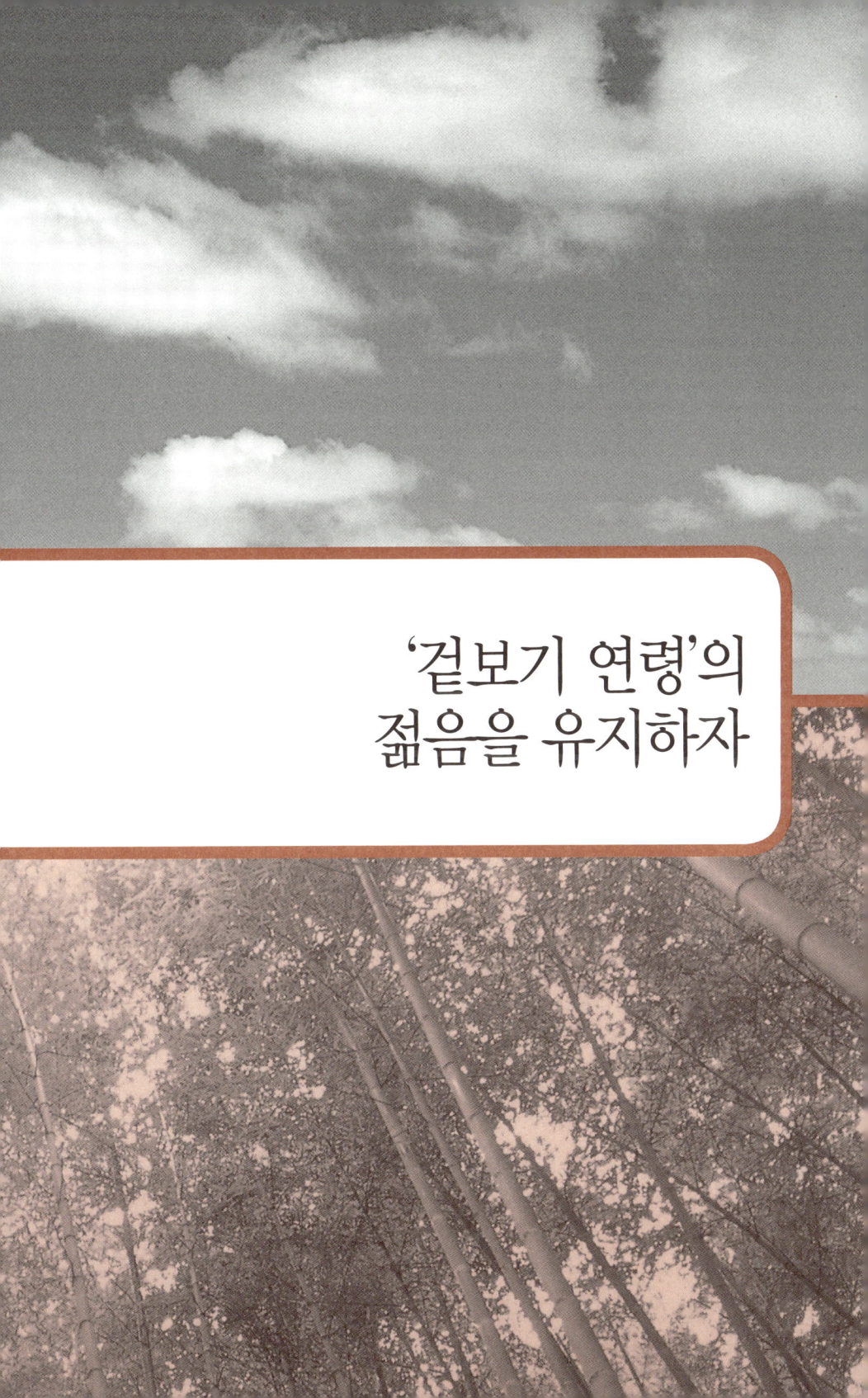

'겉보기 연령'의 젊음을 유지하자

외모가 늙어 보이면 활동 범위가 좁아진다. 콤플렉스를 가지고 있는 사람은 다른 사람과의 접촉을 멀리하기 쉽다. 인간은 사회적 동물이다. 웃거나 즐겁게 이야기하는 기회가 줄어들면 스트레스도 늘어나 점점 더 늙을 수밖에 없다. 밖에 나가지 않으면 걸을 기회도 줄어들고 운동도 부족해진다. 그렇기 때문에 외양을 젊게 가꾸는 것은 건강장수를 위해서도 중요한 요소임에 틀림없다.

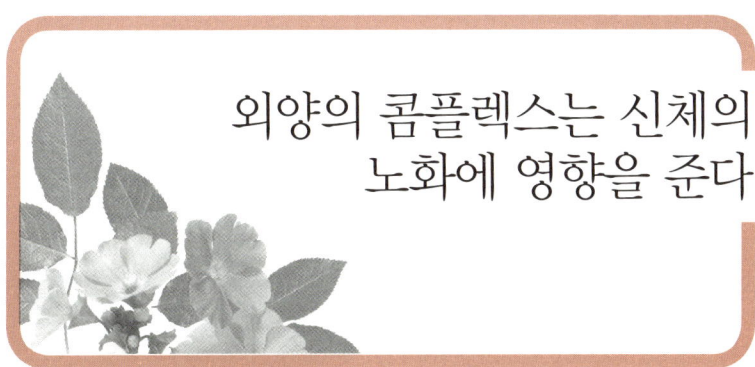

외양의 콤플렉스는 신체의 노화에 영향을 준다

외견의 젊음은 중요하다. 등을 똑바로 펴고 바른 자세로 서서 행동하며, 용모(얼굴)에는 주름 등이 없도록 하여 젊어 보이는 것.

안티에이징 의학을 연구하기 시작한 당초 필자는 외양적인 젊음을 그리 중시하지 않았다. 외견보다는 먼저 몸의 젊음. 올바른 식생활과 적절한 운동, 그리고 스트레스 없는 생활을 하는 것을 제일로 여겨야 한다고 생각했다. 하지만 호쿠리대학 명예교수이신 시오타니 선생과의 토론으로 그런 생각은 완전히 바뀌었다.

선생께서 말하기를 "외양의 콤플렉스는 신체의 노화에 영향을 준다"는 것이다. 겉보기에 늙어 보이면 활동 범위가 좁아진다. 콤플렉스를 가지고 있는 사람은 다른 사람과의 접촉을 멀리하기 쉽다. 인간은 사회적 동물이다. 웃거나 즐겁게 이야기하는 기회가 줄어들면 스트레스도 늘어나 점점 더 늙을 수밖에 없다. 밖에 나가지 않으면 걸을 기회도 줄어들고 운동도 부족해진다. 지금은 필자 역시 외양을 젊게 가꾸는 것은 건강장수를 위해서도 중요한 요소라고 생각한다.

얼굴의 외양에서 특히 중요한 것이 입 주변이다. 타인의 얼굴을 보고 그 나이를 예상할 때 사람들은 입을 보고 판단한다고 한다. 그러니 입을 가리면 그 사람의 나이를 알기 어렵다. 거울 앞에 서서 두 손으로 입꼬리를 내려 보라. 단번에 노안이 될 것이다. 거꾸로 입 주변을 올려보면 젊은 인상이 된다.

얼굴의 표정을 만드는 것은 '표정근'이라는 근육인데 이는 스무 종류가 넘는 근육으로 이루어져 있다. 표정근은 피부와 뼈, 혹은 피부와 피부에 부착되어 있어 미묘하고 복잡한 표정을 만들 수 있다. 이 표정근의 70%는 입 주변에 집중해 있다. 그 때문에 입 주변의 인상이 겉보기 나이와 직결되는 것이다.

젊음을 유지시키는 안티에이징 체조

'노안'이 된다는 것은 주름이나 처짐, 기미 등이 늘어나는 것이다. 왜 주름과 처짐, 기미는 나이가 들수록 늘어나는 것일까?

무엇보다 자외선의 의한 '광노화'가 주된 원인이라고 한다. 우리는 스무 살이 넘어가면 점차 손등이나 얼굴에 기미와 같은 잡티가 생긴다. 마흔을 넘김과 동시에 주름도 눈에 띄게 깊어지기 시작한다. 오랫동안 태양광에 노출되어 있었기 때문이다. 한편 자외선을 받는 일이 상대적으로 낮은 엉덩이 피부의 경우는 연세가 지긋한 분의 경우에도 주름이나 기미를 거의 볼 수 없다.

항상 자외선을 받는 남쪽 나라 사람들이나 산악 민족, 어부 등은 실제 나이 이상으로 노화된 피부를 가지고 있다. 따라서 피부의 노화를 늦추기 위해서는 자외선을 가급적 쐬지 않는 것이 중요하다. 이것은 여성들에게는 기본 상식일지도 모르겠다. 여성들은 여름에는 양산을 쓰고 자외선 차단제를 꼭 바르고 다니니 말이다.

그렇다면, 자외선을 쐬지 않는 것만으로 노안을 방지할 수 있는가? 결코 그렇지는 않다. 입 주변의 깊은 주름의 주된 원인은 그 피부 아래에 있는 근육의 쇠약이다. 근육은 사용하지 않으면 약해지고 사용하면 단련된다. 이는 연령과 관계가 없다.

얼굴의 근육은 몸의 여타 근육에 비해 작으므로 각각의 근육을 의식하기 쉽다. 게다가 근육에 대한 지방의 비율이 낮으므로 단기간에 단련할 수 있다는 특징이 있다. 얼굴에는 많은 근육이 있지만 평상시 자주 사용하는 근육은 전체의 20~30% 정도다. 이 비율을 조금이라도 늘려줌으로써 얼굴 근육의 약화를 방지할 수 있다.

매일의 간단한 MFT 트레이닝Myofunctional Therapy, 구강근 기능요법으로 주름과 처짐을 해소하자. 이 MFT는 얼굴 근육이 증강되는 효과가 있기 때문에 타액의 분비도 촉진된다는 장점이 있다. 구강건조증으로 고민하는 분들께 추천한다.

① 입술 트레이닝 (이, 우)

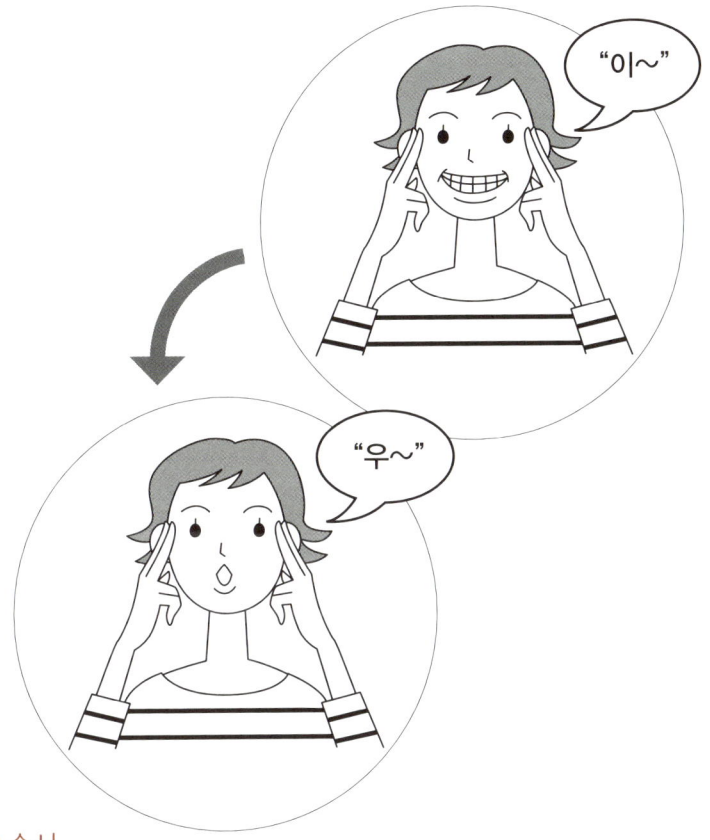

■ 순서

"이~"하고 발음하는 입 모양으로 입 끝을 위로 올리고, 위의 앞니를 보이도록 한다. "우~"를 할 때는 가급적 입을 오므린다. "이~", "우~"를 하루 2번 천천히 5~8회 정도 실행하면 좋다.

■ 효과

입 주위의 근육이 단련된다. 볼의 처짐이 없어지고(볼의 위치도 올라감), 눈가도 올라간다. 입꼬리가 올라가므로 팔자주름이나 입에서 턱으로 이어진 주름 등의 개선 효과를 기대할 수 있다.

② 입술 트레이닝 (오, 우)

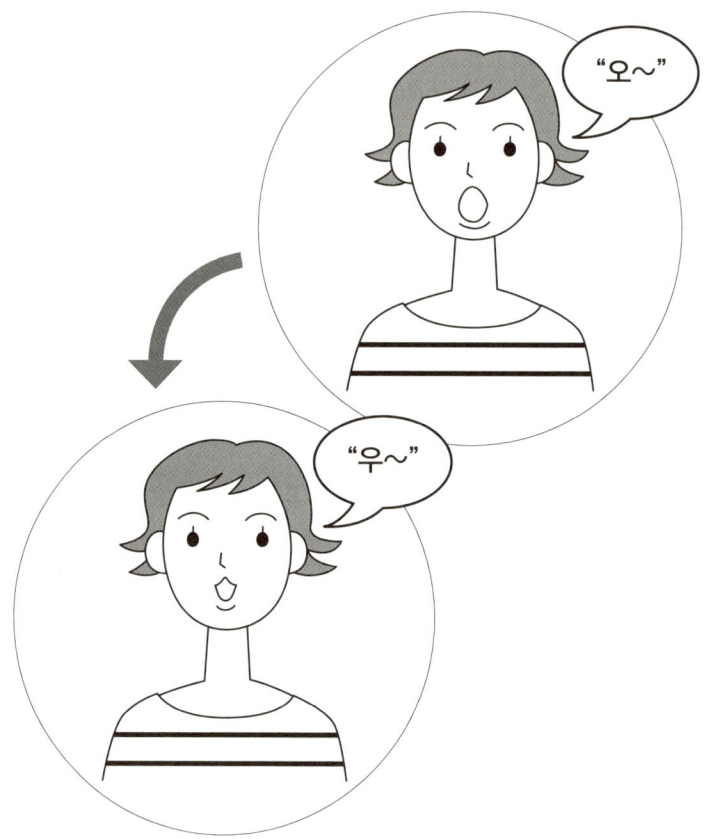

■ 순서

자세를 바로 한 상태에서 "오~"하고 발음하면서 5초 정도 입술을 세게 앞니에 갖다 댄다. 그리고 천천히 "우~"의 입 모양을 만든다. 하루 2번 5~8회 정도 실행하는 것이 좋다.

■ 효과

팔자주름이 펴진다. 코의 세로 주름, 윗입술의 주름을 없앤다. 볼을 올리는 볼 근육을 단련한다.

③ 목 밑 주름, 작은 주름을 없애는 트레이닝

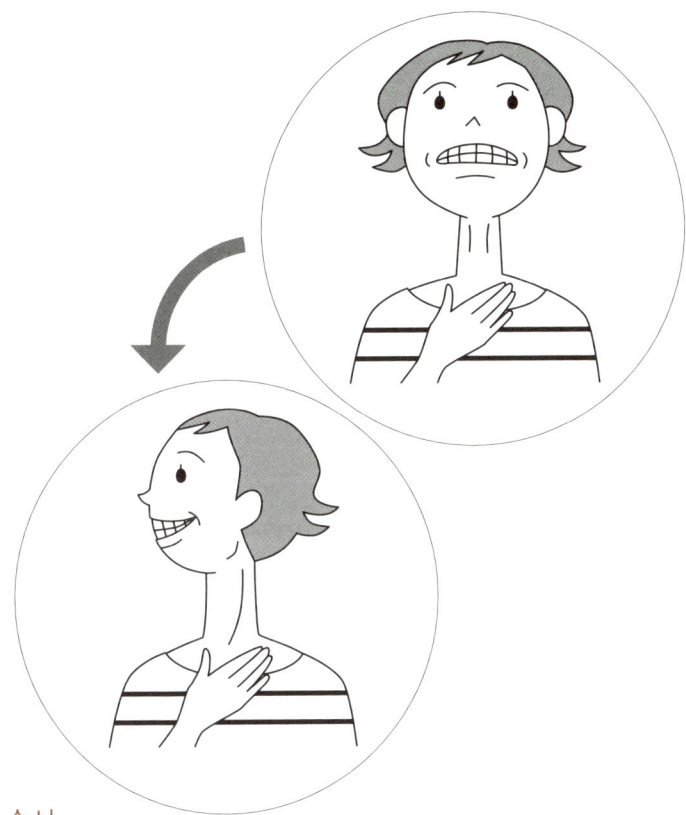

■ 순서

등 근육을 펴고 목 부분(쇄골 부분)에 한 손을 올리고, 입술에 힘을 주어 "이~"의 입 모양을 만들어 입꼬리에 힘을 실어 웃는다. 위를 보았다가 아래를 보고, 좌우 방향으로 각각 10회씩 하루에 2번 정도 하면 좋다.

■ 효과

운동 부족, 노화에 의한 자연 현상이 더해져 생기는 것이 목의 처짐이다. 목구멍 부분의 피부는 얇기 때문에 근육의 탄력이 떨어지면 심하게 처진다. 이 트레이닝을 통해 턱 끝, 목, 얼굴선에 탄력을 줄 수 있다. 이중턱 고민도 말끔히 해소!

④ 볼을 부풀리는 트레이닝(입술 완충)

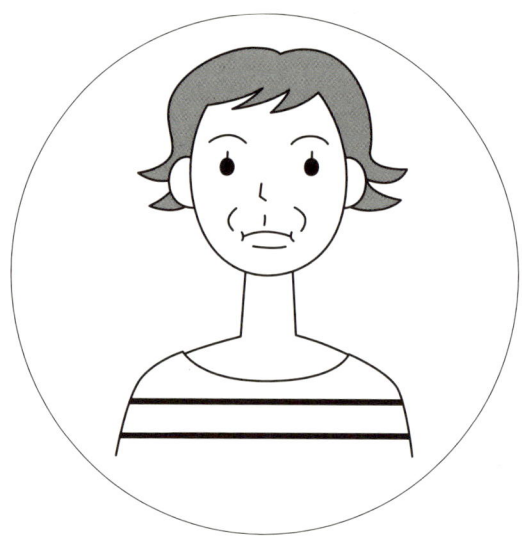

■ 순서

윗입술만 부풀린다(아플 정도로). 한 번에 10초씩 3회를 하루에 2번 정도 하면 좋다.

■ 효과

입술, 볼 주변의 근육 강화. 귀밑샘이 자극되어 타액 분비도 촉진된다.

이런 트레이닝을 할 때 중요한 것이 바른 자세이다. 올바른 자세를 취함으로써 몸이 안정되어 각각의 얼굴 근육에 신경을 집중할 수 있다. 가능하면 거울을 보면서 하자. 거울로 자신의 표정을 확인하는 것은 정확한 트레이닝을 하도록 돕는 중요한 요소이기 때문이다. 양치질이나 세안 후 잠시 시간을 내어 실천해 보면 어떨까?

미소가 행복을 부른다

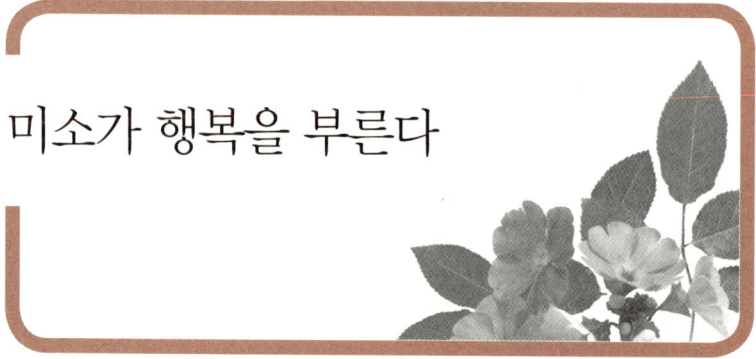

안티에이징 의학에 몸담으며 만나온 많은 고령자 분들의 인상은 각양각색이다. 그 중 '이분은 건강하구나'라는 인상을 받는 경우는 표정이 풍부한 사람을 만났을 때이다.

일반적으로 나이를 먹으면 표정이 줄어든다고들 하는데, 건강하고 젊은 사람은 잘 웃는다. 자신이 미소 짓는 얼굴로 있으면 상대방도 기분이 좋아져 커뮤니케이션이 활발해지고 뇌와 몸도 젊어진다. 잘 웃는다는 것은 많은 표정근을 움직인다는 것이니 그 자체가 근력 트레이닝이 되고 주름이나 처짐을 해소하는 비결이 된다고 할 수 있다. 늘 시큰둥한 표정으로 있으면 얼굴살은 중력에 끌려 점점 내려가고 노안이 된다. 필자도 예전에는 '행복하고 건강하니까 웃을 수 있다'고 생각했다. 하지만 이제는 '웃으니까 행복하고 건강해진다'로 생각이 바뀌었다. 예전부터 전해오는 '웃으면 복이 온다'라는 말이 정말 맞는 것 같다. 그리고 이것은 실제 의학적으로도 근거 있는 것으로 밝혀졌다. 웃는 얼굴을 만들 때 얼굴의 근육을 활발하게 움직이면 뇌에 있는 '행복한 감정과 관련된 피질'의 혈류가 늘어난다고 한다. 그 반대의 경우도 마찬가지여서, 기분이 좋지 않은 표정일 때에는 몇몇 근육만 활동하므로 뇌까지 시무룩해진다. 결국 미소를 지으면 뇌가 행복하다고 착각하게 되는 것이다. 최근의 다른 연구에서는 자신의 인생에 만족하며 사는 사람의 건강 상태가 같은 물리적 조건에서 만족하지 않고 사는 사람보다 더 좋다고 보고되었으며, 웃으면 혈당치가 떨어진다는 보고도 있다.

　미소가 행복을 만든다는 사실을 알게 된 필자는 재미있지 않아도 웃는다. 억지로라도 웃으려고 노력한다. 물론 완벽하게 실천하지는 못하지만 이처럼 일부러 웃으려고 의식하니, 기분이 안 좋아질 상황에 직면해도 극단적으로 기분이 가라앉는 것은 피할 수 있다. 다만 자신감을 갖고 미소를 지으려면 입의 건강을 유지해 두어야 한다. 미소의 인상을 결정짓는 것은 입이다. 치아가 빠졌거나 입 냄새가 심하면 남들에게 미소를 보이기는커녕 대화조차 기피하게 되기 때문이다. 그러면 자연히 행동 범위가 좁아지고 점점 늙어 버린다.

　행복한 감정을 조절하고 나아가서는 인간관계도 원활히 만드는 '미소'라는 무기를 최대한 활용하기 위해서라도 입의 건강을 유지하는 것이 중요하다 하겠다.

이것만은 기억하자

- 외양의 콤플렉스는 몸의 노화에도 영향을 준다.

- 나이보다 늙어 보이면 활동 범위가 좁아진다.

- 얼굴의 젊음에서 중요한 것은 입이다.

- 노안의 주된 원인은 자외선에 의한 '광노화'에 있다.

- 자외선을 피하는 것만으로는 노안을 방지할 수 없다. 주름의 원인은 근력 저하에 있다.

- 얼굴 근육은 쉽게 단련할 수 있기 때문에 단기간의 트레이닝으로 효과를 볼 수 있다.

- 노안을 방지하는 간단 트레이닝은 타액의 분비를 촉진하는 효과도 가져온다.

- 웃는 행위에 사용되는 얼굴 근육은 행복한 감정과 관련되는 뇌 부분 피질의 혈류를 촉진시키므로, 억지로 웃기만 해도 행복해질 수 있다.

마치며

101세의 프로 스키어였던 미우라 케이조 씨는 "내가 식사나 트레이닝을 진지하게 생각하게 된 것은 쉰을 넘으면서부터였다. 내가 특별히 강인한 몸을 가진 것이 아니다. 또 장수하는 집안도, 특별히 튼튼한 핏줄도 아니다"라고 했다.

최신의 의학에서는 노화를 진행시키는 유전자나, 젊음을 유지하는 유전자의 존재가 분명해졌으며 이들 유전자가 발현할지 말지의 여부가 노화와 젊음을 좌우함이 밝혀졌다. 이들 유전자의 변화는 사람에 따라 그 속도와 발현 정도가 다르다. 특히 유전자의 발현이 크게 달라지기 시작하는 40대 이후에 어떤 생활을 하는가에 따라 많은 변화가 생긴다.

젊었을 때의 불섭생을 반성하는 사람이 있을지도 모른다. 하지만 지금부터라도 이 책에서 소개한 생활방식을 실천하면 충분히 건강하게 장수할 수 있다. 잘 씹어 먹는 것, 칼로리 제한에 도전해 보는 것, 그 무엇이든 좋다. 지식을 얻었으니 일단은 무엇이든 시작해 보라. 그리고 그것을 꾸준히 이어나가길 바란다. 반드시 건강하게 장수할 수 있을 것이다.

이 책을 읽은 분들에게 감사의 마음을 전한다. 여러분 모두 건강하고 의미 있는 인생을 보낼 수 있기를 바라며 펜을 놓는다.

사이토 이치로

건강 수명 연장의 비밀 씹는 힘

1판 1쇄 | 2011년 2월 15일
1판 2쇄 | 2011년 5월 15일
지 은 이 | 사이토 이치로
옮 긴 이 | 황 미 숙
발 행 인 | 김 인 태
발 행 처 | 삼호미디어
등   록 | 1993년 10월 12일 제21-494호
주   소 | 서울특별시 서초구 반포1동 718-8 ㉾137-809
             www.samhomedia.com
전   화 | (02)544-9456(영업부) / (02)544-9457(편집기획부)
팩   스 | (02)512-3593

ISBN 978-89-7849-434-2(13510)

Copyright 2011 by SAMHO MEDIA PUBLISHING CO.

이 도서의 국립중앙도서관 출판시도서목록(CIP)은
e-CIP 홈페이지(http://www.ni.go.kr/cip.php)에서 이용하실 수 있습니다.
CIP제어번호 : CIP2011000487

출판사의 허락 없이 무단 복제와 무단 전재를 금합니다.

잘못된 책은 구입처에서 교환해 드립니다.